协和名医谈两性健康系列丛书

U0220362

男子性功能障碍知识大全

李宏军　编著

中国协和医科大学出版社

图书在版编目（CIP）数据

男子性功能障碍知识大全／李宏军编著 . —北京：中国协和医科大学出版社，2017.6

ISBN 978－7－5679－0832－1

Ⅰ . ①男… Ⅱ . ①李… Ⅲ . ①男性生殖器疾病－性功能障碍－诊疗 Ⅳ . ①R698

中国版本图书馆 CIP 数据核字（2017）第 128882 号

协和名医谈两性健康系列丛书

男子性功能障碍知识大全

编　　著：李宏军

责任编辑：孙阳鹏

出版发行：**中国协和医科大学出版社**
（北京东单三条九号　邮编 100730　电话 65260431）

网　　址：www.pumcp.com

经　　销：新华书店总店北京发行所

印　　刷：北京玺诚印务有限公司

开　　本：710×1000　1/16 开

印　　张：12.75

字　　数：170 千字

版　　次：2017 年 6 月第 1 版

印　　次：2017 年 6 月第 1 次印刷

定　　价：38.00 元

ISBN 978－7－5679－0832－1

许多人感叹社会对男人的不公平待遇：有才华的长得丑，长得帅的挣钱少，挣钱多的不顾家，顾了家的没出息，有出息的不浪漫，会浪漫的靠不住，靠得住的又窝囊，这就是当代男人的生存现状。所以，难怪男人无论怎样努力，都没有办法让自己完全舒服自在起来。而男人一旦在性事上遭遇困难，将更加让男人陷入了万劫不复的境地。

我国的城乡居民对孕产期、婴幼儿期、青春期、性与生殖等方面保健的需求非常巨大，其中最关注性与生殖健康，而男性又远多于女性。各地为了满足人群日益增长的生殖保健需求，纷纷建立各种形式的咨询宣传系统和技术服务网络，包括电视、广播、报纸、热线服务、录像、各种层次的生殖保健服务机构和各种医疗实体等，本着"一切以患者为中心"和"以人为本"的服务原则提供相应的全方位服务。

遗憾的是，到目前为止，包括我国在内的世界各国还没有维护男性权益的专门机构。仅仅靠一些专业工作者，研究一些与男性有关疾病的诊治，并不能够解决多大的问题。为了赢得并维护男性的权益，男人自身和全社会还要经历许多艰苦的努力。关注男性生殖健康需要各级政府、各种新闻媒体（电视、广播、报纸、杂志、热线电话、网络等）以及广大群众的积极支持和参与，尤其是女性的积极参与。这不仅是因为女性直接与男性密切接触，可以参与关注男性的生殖健康过程，还在于男性生殖健康遭到损害的直接受害人是女性。

根据粗略估计，全球每天可能发生的性交活动超过 1 亿次，还存在着花样繁多的其他方式的性生活。在这众多的性行为过程中是否都那么完美？是否都能够进行正常性生活？显然问题一定不少！性生活是发生在家庭里的事情，又多是发生在晚间的事情，那么男人的性功能障碍为什么要引起患者和医生的这样程度的高度关注呢？

性活动是人类生命活动的重要组成部分，是人类生活质量好与坏的重要标志之一，也是个体健康程度的"晴雨表"，健康程度越高者的性生活满意度也越高，反之健康程度低下者的性生活满意程度也较低。实际上，性生活不仅仅是简单的房事问题以及局部健康和疾病问题，它可能是某些慢性疾病的早期表现，如脑血管病变、冠心病、糖尿病等患者，可能在出现病症之前的 4～5 年首先表现出勃起功能障碍（ED）。因此，重视 ED，可能早期发现患者身体上其他组织器官的潜在性疾病，而早期发现和早期治疗原发疾病将不仅可以有效预防、延迟和治疗原发疾病，还有可能通过对原发病的治疗让患者恢复自然勃起和性交。

作者师从于山西医学院的解中坚教授、北京大学第一医院（北大医院）的郭应禄院士和南京军区南京总医院的黄宇烽将军，并且接受过众多国内外知名专家学者的培训和教诲，多年从事男科学临床与科研工作，并在医患沟通和人文医学中有独到的探索与体会。本书系统收集和整理了作者多年来在诊治男性性功能障碍的临床与研究的职业生涯中所积累的知识和宝贵经验，并将其呈现在广大的读者面前，接受读者的检验和考评，希望能够交出一份比较满意的答卷。

关注男性生殖健康任重而道远，是专业人员、新闻媒体和全社会的共同责任。无论是多么完美的作品都不能避免各种各样的瑕疵，希望广大读者（专家和公众）不吝赐教，提出您的宝贵意见和建议，以利于我的提高和知识更新，并为以后的修订和再版奠定基础。

李宏军

2017 年 3 月

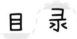

目　录

第三章　认识男人的不"性"

第四章　战胜男人的不"性"

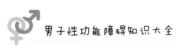

第五章　性功能障碍的预防

第六章　妻子的作用

第一章
男人不"性"的表现形式

1. 做男人挺艰难

稍一留意，你就会发现自己身边的男人或多或少地都感觉活得不轻松。

在一次学术会议的休息期间，男科医生们聚在一起闲聊。一位同行半开玩笑地说道："听说男保姆在上海很抢手，薪酬也蛮可观。"此言一出，大家纷纷谈论起各自的感受。"男人真的越来越脆弱，老婆一句冷嘲热讽的话就让人'疲软'。""现代男人不仅要扮演好传统大男人角色，还要紧跟时代的步伐，做一个出得厅堂下得厨房的小男人。""以前都是薄情郎抛弃贤惠妻的陈世美模式，现代新女性频繁更换丈夫的越来越多了。""丈夫饱受妻子'暴力袭击'也不少啊，凶残程度一点都不亚于男人施暴"……大家不禁一阵唏嘘感慨：男人今不如昔了，如今的男人怎么了？

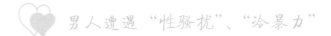

男人遭遇"性骚扰"、"冷暴力"

近年来，从时有发生的个案来看，"性骚扰"早已并非女人"专利"，但因为相关法律法规的不完善，造成男人投诉无门，或遭遇法律空白的无奈。某报曾报道发生在云南昆明的一件"稀罕事"。男青年王某屡遭丈母娘的性侵犯，最后忍无可忍，向有关执法部门求助，却遭遇无法可依的尴尬，不仅没有得到法律保护，反而被弄得"里外不是人"。

另据报道，中国的离婚案件女性担当原告的比例越来越高，提出诉讼的原告 70% 是女性。家庭暴力案件中有 20% 则是男人被施暴。妻子对丈夫实施"精神暴力"或"冷暴力"的行为也很普遍，这些精神上的摧残让男人更加难以忍受。

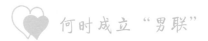
何时成立"男联"

在女权主义不断上升的当代，男人正在逐渐走向劣势，做男人的艰难之处不仅表现在就业、婚姻、家庭、生理、心理等诸多方面，还表现在维权上，男人们在不断地承受着社会变动产生的新压力，却没有相应机构和法律来维护男人的合法权益。女性有"妇联"组织关怀，但是男性呢？你见过"男联"吗？难怪近年来倡议成立"男联"的呼声越来越高，呼唤"男联"的背后，有着许多不被人重视的男人们的苦涩……

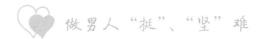
做男人"挺"、"坚"难

与女人相比，男人的总体生活质量明显低下，表现在平均睡眠时间少、饮食次数少、参加体育运动时间少、接受健康体检次数少、平均寿命比女人短 5～6 年。

由于不良饮食习惯和生活方式，以及复杂的社会环境，给男人健康带来了明显的冲击，男人特有疾病（前列腺炎、前列腺癌、生殖器肿瘤等）的发生率在不断增加，男人最担心的性能力也频繁给他们的心情带来难堪，阴茎不能坚硬地勃起（阳痿）和勃起不能挺得更持久（早泄）的发生率也越来越多，难怪许多男人发出"做男人'挺、坚'难"的感慨。

在生育方面所面对的形式更加严峻，男性不育的发生率逐年上升，世界范围的人类精液质量在逐渐下降，其中精子数量平均每年以 2% 的速度下降，近半个世纪来男性的精子数量下降了一半，形形色色的让人无所逃遁的环境因素对生殖产生不利影响。

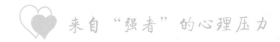
来自"强者"的心理压力

"强者"是社会赋予男人的诠释，人类社会制造出来的种种男人神话，让不少男人付出了巨大的代价，而男人脆弱的一面也往往被其表面的强硬所掩盖。其实，男人作为家庭和社会的强者也会有软弱的时候，无数男人在困惑、痛苦和艰难中无望地挣扎着，生活在种种压抑和承诺之中，企图实现自己对这个世界的责任和"控制"，而有些压抑和承诺已经超越了他所能够承受的极限，但外界赋予男人太多的责任和重压，让他们倍感艰难、疲累。种种因素，让不少男人逐渐向"难"人靠拢。曾经流行一时的"做人难，做女人更难"被翻版为"做男人难，做现代男人更难"。

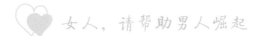

女人，请帮助男人崛起

男人的一半是女人，男女休戚相关，如果男人不幸福，那么女人的幸福也就成了无源之水。作为丈夫的亲密爱人，你将如何滋养你的男人？为了让你的爱人不再艰难，营造和谐家庭，除了关注对方的饮食起居，扮演好"夏娃"的角色外，还要多给丈夫精神减负，遭遇困难时相濡以沫，共同分担，不要总"挤兑"丈夫，尤其在人前要为丈夫多"留面子"。

在男尊女卑思想根深蒂固的中国，男人变得如此羸弱，真是难以想象的事情，但愿男人更强健，生活不再艰难，轻松做男人。

2. 性事对男人很重要

曾经听到过有人说："不性福，毋宁死"。虽然是极端案例，但是也反映出部分男人对性事的关注。实际上，性生活对于几乎所有男人来说，也确实都是头等大事。一方面，男人要尽早发现性功能异常的现象，以便尽早根治，将其消灭在萌芽状态；另一方面，性功能出现异常，可能提示身体健康出了问题，是整体健康的一个重要部分，需要加以关注，以免因为忽视性功能而最终招致健康损害。

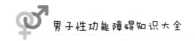

同时，一旦出现性问题，尽早求得专家的指导和建议，以免走弯路，延误诊治。

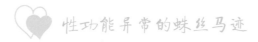

性功能异常的蛛丝马迹

良好的性能力是身心健康和家庭幸福的重要标志，即使对于中老年男性也是如此，老年人即使到了七八十岁，甚至八九十岁，还是可以有适当的性生活的。

一旦男人出现了性功能问题，可以通过以下方法初步判断自己是否有问题。首先要注意性生活过程中是否"曾经"或"偶尔"有过比较满意的阴茎勃起，阳痿患者往往从来不会有满意的阴茎勃起；还可以通过在想到、听到或看到具有性刺激性的情景时阴茎是否有勃起反应来判断，阳痿患者往往不会有阴茎的勃起反应；手淫过程在许多方面与性生活具有同样特点，因此可以通过手淫刺激阴茎看一看是否可以出现阴茎的勃起和射精，来判断自己的性能力，阳痿者手淫刺激阴茎不会勃起且不能射精。此外，在晨起时，阳痿者一般从来也不会有满意的阴茎勃起，或者根本无勃起；而性功能基本正常或属于心理性的阳痿患者可以有比较明显的晨起的阴茎勃起。

因此，应该警惕性功能异常的蛛丝马迹，一旦发现异常苗头，首先自我调整一段时间，多可奏效；当自我调整失败后，尽早接受专业咨询和医疗帮助则是明智的选择。

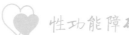

性功能障碍可能是某些疾病的前兆

出现性功能障碍不仅影响夫妻感情，降低生活质量，它还是糖尿病、高血压、动脉硬化等疾病的早期信号。一些男人由于怕羞心理作怪，一旦发现自己有性功能问题，常常采取淡化或漠视的态度，不到万不得已是绝不肯轻易去找医生。而在他们不得不面对医生时，可能情况已发展到非常严重的地步，往往丧失了最佳的治疗时机，甚至治疗起来相当困难。

以心血管疾病为例，人们最常提及的症状就是眩晕、乏力、气短、胸痛等，却很少有人认识到性功能障碍也是其常见症状之一。事实上，有潜在心血管疾病的患者，往往因为血管张力或是血管壁变性，对阴茎组织的供血不足，导致勃起功能障碍（简称 ED，俗称阳痿）。而 ED 可能成为心血管疾病患者的首发症状。在排除因饮食、生活习惯以及夫妻感情导致的性功能障碍者，最好寻求专科医生的帮助，可能早期发现潜在的疾病，及时就医可早防早治，包括对许多原发性疾病的诊治。

 别失去获得医疗帮助的机会

当一件不太让人愉快的事情出现时，应该如何认识、如何对待、如何采取积极的措施去摆脱困境，始终是人类应该认真面对的。既然性功能对男人很重要，甚至可能是某些疾病的先兆，一旦出现性问题，就应该积极咨询并寻求医疗帮助，而实际情况却并不乐观。据一项初步观察结果显示，到泌尿科就诊的男性患者中，44% 存在不同程度的各种性功能问题，但其中的绝大多数（74%）的患者不会主动向医生提到自己的性问题，而其他的患者也是在医生主动询问时，才轻描淡写地谈一点。更有相当多的患者根本没有就医。调查发现患有 ED 的男性寻求医疗帮助的比率还不到 10%。害羞成为他们向医生求治的最大障碍。

总之，克服心理障碍，摆脱极端心理，是男人获得永久"性"福的基本保障。

3. 男人对性事的理解容易走极端

稍一留意你就会发现，当今的社会主流广告媒体中充满了性功能障碍的宣传，"肾虚"、"你该补肾了"等类似语言和暗示性电视画面频频出现。结合自己近期出现腰酸腿软、力不从心的表现，让很多男人开始心惊了，自己是不是真的

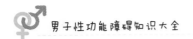

"不行了"，看来是到了应该补补的时候了；而另外一些人则认为，虽然自己"那方面"表现不太满意，但性事的有无似乎对生活也没有太大的影响，并未引起足够的重视，为了这点事就去看病好像犯不上，再说也不太好意思。

对于男人"那方面"的问题，这两种现象都很常见，男性性问题普遍存在放大和缩小化的现状。一方面，铺天盖地的广告宣传使很多人把阳痿等性功能问题放大化了，于是似乎全民都要补肾壮阳；另一方面，很多有性功能问题的患者由于各方面的原因没有去医院就诊治疗。要么放大病情，要么讳疾忌医，男人"那方面"的问题往往不能科学合理地做出判断，容易走极端。

4. 性功能"异常"的正常人

在许多情况下，男人的性功能表现不是一成不变的，必然会随着各种因素而出现潮起潮落样的变化，时而好一些，时而差一些，都是可以理解的。就如同高考前的摸底考试一样，即使是对于同一个人来说，也不可能有完全一致的表现。一旦出现性功能偶尔的异常，是否就一定是疾病，这还是要进行分析和判断的，性功能表现不佳的更多情况，可能只是一过性的异常，下面的几个现象特别值得关注。

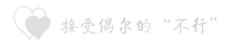 接受偶尔的"不行"

许多男人都可能为自己的偶尔"不行"而焦虑万分，并容易把疑问变成结果，认为自己出现了性问题。实际上，男性性功能受到很多因素的制约，偶然的"不行"并不一定意味着异常，可能是受疾病、劳累、环境、情绪、夫妻感情等内外因素的影响。一旦偶尔出现"不行"的情况，也不能就主动把自己和阳痿画上等号，甚至盲目地在广告的诱导下服用一些补肾壮阳的保健品。很多人认为这

类中药保健品反正也没有什么毒副作用，就算吃不好，也不会有什么副作用。殊不知，这些保健品除了价格都比较昂贵外，基本上起不到男人所期望的壮阳功能。部分壮阳药还可能含有西药成分，服用后会出现许多副作用，严重者甚至导致心脑血管意外事件的发生。

目前在临床中，诊断性功能障碍是有严格标准的，首先是时间概念，3个月到半年以上经常出现问题，才会予以考虑。其次医生还要进行专业问卷调查，做内分泌、血管造影、神经反射等客观检查才能做最后的诊断。因此，对那些"偶尔"出现性问题的男人，不妨自己反思一下，是否存在一时性的不利于性能力发挥的因素，有针对性地自我调整，多可恢复。同时，当各种不利因素存在时，即使是在伴侣的强烈性要求下，男人也要学会说"不"，这是保护男人的重要法宝之一。而那些过于紧张焦虑的男人，反倒对性能力的恢复十分不利。

别以配偶的高潮为标准

一些男人把不能引起女方情欲高潮及快感看作是自己的无能和阳痿，这是男人常犯的错误。男女的性反应过程是不同的，其特点之一即是"男快女慢"，因而男人可以达到情欲高潮（射精）而女性仍然没有高潮，不能以女性的反应来确定男人的性功能状态。所以，男方如已射精，女方尚未进入性高潮，这至多是性生活不和谐问题，不应认为是男人有性功能问题。

男人年过四十，性观念上别攀比

对于中年以后的男人，随着身体功能开始逐步走下坡路，性能力大滑坡是让他们明显不安和沮丧的事情，很多男人会因性事不悦而感到痛苦。性能力的下降是男人40岁以后正常的生理反应，是人类正常的生理规律，绝大多数的男人在中年以后都要经历性能力由高向低的转变阶段，最重要的是应该调整性观念。这一年龄段的男人，首先是体能会随着年龄的增长逐渐下降，机体分泌的性激素也会逐渐减少，体能和精力都逐渐"大不如以往了"，与高质量的性生活要求渐行渐远。其次，不惑之年的男人容易成为各种疾病攻击的主要对象，尤其是高血压、糖尿病、前列腺疾病等常见病，都会给男性的性功能带来不良影响。第三，40岁左右的男人大多处在事业的高峰，家庭负担和社会责任都很重，各类应酬也较多，过度劳累和饮食无度将不可避免地影响性能力发挥。

但这一切并不表明男人的性功能真的出现了异常。所以，一旦男人觉得自己的性能力"低下"了，不应该过分地猜测，而应该主动寻找解决的办法。既然担心自己的性能力降低是这一年龄段男人关心的重中之重，那么不妨从此处着手，进行一番调整和改变是必要的，实践也证明了确实是行之有效的。因此建议，一旦性生活出现力不从心的感觉，首先应从心理上尽快接受这一事实，不要焦虑，不要一味追求年轻时性生活的那种激情感觉，也不要与其他的同龄人盲目攀比，这可能让你变被动为主动。同时建议中年男人要保持年轻的心态，观念不要太封闭保守，保留新鲜感，密切夫妻感情，营造浪漫的性生活气氛与情绪，让生活益发多彩多姿，才能维系并创造更完美的性生活，再度制造辉煌，从而获得持久的快乐，哪怕进入了老年阶段，也是一样的道理。

5. 什么是阳痿？有多少男人将遭遇阳痿

阳痿是俗称，其中的讽刺和歧视味道十分浓厚。专业术语是"勃起功能障碍"，英文名称是 erectile dysfunction，简称为 ED。

美国的国立卫生研究院（NIH）将男人的勃起功能障碍划分为轻度、中度和重度三个级别，通常我们理解的阳痿应该属于勃起功能障碍（ED）中的最严重形式。ED是临床上最常见的男性性功能障碍之一，40～70岁的健康男子中有52%的人存在不同程度的ED，15%以上的人属于中、重度的ED。推算起来，40岁以内的青壮年男性ED患者也不在少数。我国的一项大样本多中心的调查也证实，

40 岁以上男性的 ED 发生率达到 40%，当然其中的保守成分也自在不言中。所以，阳痿患者人数十分可观，在中国的 3 亿成年男性中，有 ED 的占 1 亿多。阳痿患者中约半数男人会通过各种途径来寻求医疗帮助。

以前，人们曾一度认为阳痿的主要因素是心理性的。目前研究发现，尽管阳痿患者绝大多数或多或少地具有心理因素影响，有些完全是心理因素所造成，但由于辅助诊断技术的不断提高，已发现器质性阳痿占阳痿患者的多数，而且器质性阳痿中超过一半存在血管问题。性功能障碍也在紧张繁忙的社会逐渐蔓延，成为许多成年男女心中永远的痛。

6. "阳痿"把男人打入"地狱"

骂男人什么也别骂他阳痿或"性无能"，那对他是最大的侮辱，那是让男人最抬不起头的事，他会因此觉得自己不是一个完整的男人。所以在正规的医院里不用这个词，而是用"勃起功能障碍"，简称 ED。

男人觉得自己应该顶天立地，在性生活中也应该居主导地位。一旦这方面不行了，他就觉得自己挺掉价，因此外表也阳刚不起来。妇产医院、妇幼保健医院遍地都是，女人去看妇科病很正常，没什么稀罕的。可是让男人走到医院去看男人的病，那可真还要鼓足一番勇气。而且就是有一小部分男人真的鼓起了勇气去看病了，在有"男科"之前，实际上也没有什么太多的有效办法，医院都把他们归到泌尿科，治不到位。

由于近几年医学的突飞猛进，其实治疗阳痿和早泄已经成为很容易的事。而且都有配套的立竿见影的治疗方法。尤其是早泄的治疗效果是在性功能障碍治疗中最满意的。只是有的男人观念上不能接受，或者不好意思来，宁愿偷偷摸摸按电线杆子的广告到游医那里挨宰。

男人一旦性功能上出现了问题，他的精神也一下子萎靡不振，自己就觉得底气不足。一个患者无奈地对医生说："但凡我这方面强一点儿，我让我老婆干啥她都愿干，可我不行，只好低声下气地服侍她，什么活儿都干还不落好。"毕竟，没有性的婚姻是不完整的，也是不美满的。

某日，有一位父亲带着刚被儿媳妇"离弃"的儿子来看病，儿媳是嫌他儿子不行而离婚的。经过全面详细地查了半天，其实也没有发现任何问题，更不要说影响性功能的疾病了，只是对性生活缺乏认识，没有性经验罢了。问他："婚前有过性行为吗？"他说："没有。"

医生发现凡是"好孩子"都太单纯，无处获取丝毫的性知识。由于缺乏这方面的教育，面对着活生生的赤裸妻子，他们就像被人扔到荒原上一样，茫然而不知所措，或者仓促之间就"败"下阵来。有的"坏孩子"可能从小伙伴的窃窃私语、黄色笑话传闻或录像书刊中得到一点儿知识，还知道一星半点，尽管往往是有很多误导之处。而"好孩子"则两眼一抹黑。

医生问他："你媳妇还有可能跟你和好吗？"他说晚了，他媳妇已经跟别人结婚了。如果他离婚前带着媳妇来看病，医生说能让他们立竿见影，完成夫妻生活，可惜他来得太晚了，但那也总算是为他洗刷了不白之冤，否则戴着阳痿的帽子他再也别想找到媳妇。

7. ED 影响女性性健康

现代女性普遍认为，性是夫妻关系的黏合剂，能让生活更和谐、家庭更稳定。但如果丈夫患上了 ED（勃起功能障碍），势必会使婚姻蒙上一层阴影。ED 不仅影响男性健康，也会对女性的性活力以及夫妻关系造成不利影响，因此必须强调"夫妻同治"。

（1）伴侣的性功能相互依赖：在伴侣间，心境、情绪都会相互影响。如果男性不能完成正常的夫妻生活，心理压力会增大，甚至在工作、生活中情绪低落。

而他们在自己沮丧、失望、焦虑的同时，还容易把这些不良情绪传染给妻子。而且，夫妻性生活是一个互动的过程。如果性生活不能让人满意，也不再让人期待，妻子的生理反应和心理感受势必会受到不同程度的影响，很多女性会患上多种女性性功能障碍，如性冷淡、高潮障碍、阴道干涩、性交疼痛等。这又会反过来加重男性的心理负担，反而不利于病情的缓解和治疗。

（2）夫妻同治效果最好：目前，男科学界专家普遍认为，对于 ED 这种影响双方的疾病，"夫妻同治"效果更好。一项调查亚洲男性对生活事件和性态度的研究结果显示，中国男性非常关注伴侣对夫妻性生活以及对 ED 的态度，伴侣积极热情的支持和鼓励，会使更多患者主动就医。这项研究说明，"夫妻同治"对双方性功能的改善都有益。女性的态度不但对患者就医以及治疗效果有决定性的影响，也会对自己的性功能产生积极的作用。可见，女性在 ED 治疗中应该扮演更加重要的角色，这才是对伴侣和对自己负责任的积极的生活态度。

此外，在治疗 ED 时，医生如果仅和男方交谈，很难发现全部病因和持续存在的不利因素。如果妻子也一同就诊，就能全面了解男性 ED 的真正成因。

（3）丈夫服药，妻子也能受益：男性通过药物治疗改善了阴茎勃起状况、恢复满意的性生活，同时也能激发和唤起女性的性能力，改善女性的性功能状态。一项全球关于 ED 治疗对女性伴侣性功能影响的研究，共有 229 名女性参加了这个为期 12 周的随机、双盲、多中心、安慰剂对照研究。结果发现，PDE5 抑制剂（艾力达）不但能显著改善 ED 患者的勃起功能，并且耐受性良好；在 12 周治疗期间，使用艾力达的 ED 患者的女性伴侣，其性功能和满意度显著改善；男性勃起功能的改善与女性伴侣的性欲望、性唤起、润滑、高潮和性交满意度的改善程度相关。

在进行药物治疗的同时，还需要一定的性行为指导。首先是健康心理辅导，驱除患者头脑中固有对性生活的错误看法。然后，再辅以基本的知识和技能训练，纠正双方业已形成的神经反射、中枢神经系统功能紊乱，重建正常的生理反射，以实现和谐的夫妻生活。

8. 阴茎持续坚举而不变软，也让男人"吃不消"

许多男人因为自己阴茎的坚挺时间不那么长久，在性生活中难以有出色的表现而痛苦，并经常会因此而受到妻子的奚落和嘲讽。但是也有个别男人，阴茎长时间的坚挺也给他们带来了难以想象的麻烦，还真的让他们"吃不消"。阴茎持续坚举而不变软超过 4 个小时，在医学上称之为"阴茎异常勃起"（priapism），并常伴有胀痛及排尿困难，主要是由于阴茎的静脉闭塞或动脉的过度充血而造成，可发生于任何年龄段，患者没有性欲要求（与性欲亢进是完全不同）。

张先生由于"性"事艰难而接受了诊治。医生在详细检查和试验性治疗后，为他准备了直接向阴茎海绵体内注射的药物（罂粟碱、酚妥拉明和前列腺素 E_1 三联制剂）。张先生每次性交前自己在家里注射，自我感觉效果不错，也得到了妻子的认可，并将该药物"送"给了具有同样"毛病"的好朋友小陈。谁知道这样的一"送"，竟然送出了毛病，小陈许久也没有用药后这样好的感觉了，性的长久饥渴让小陈一发而难以自持，连续进行了 3 次性交还意犹未尽，直到觉得阴茎开始出现胀痛并仍然坚挺才觉得可能出了问题，整夜也没有安睡。次日一大早赶到医院才解决了问题，并遭到了医生的一顿"批评"。这个例子就是典型的由于医疗行为造成的（医源性）阴茎异常勃起，这也是阴茎异常勃起的最常见原因，是为了治疗阳痿而造成的麻烦。

采取的阴茎海绵体体内血管活性药物注射（ICI）治疗阳痿技术具有无明显痛感、无药物依赖性、可反复使用、治疗效果满意等多种优点，并且由于非常简单方便而十分"时髦"和普及，患者可以带回家里自己应用。但该技术也给患者带来了一些麻烦，阴茎异常勃起就是其最大的问题。造成 ICI 治疗患者阴茎异常勃起的原因很多，如医生在给患者试验性治疗阶段，患者获得"久别"的满意阴茎勃起，为了立即让自己的妻子也感受到自己的强健"能力"，在没有得到医生允许，或者医生没有明确交代病情的情况下，贸然回到家里与妻子同房，由于药物剂量过大或连续多次性交而诱发阴茎异常勃起；有的患者为了追求勃起的效果而不遵照医嘱，盲目地加大治疗用的药物剂量；还有的患者因药物部分遗失、注射方法不当等而没有获得满意的阴茎勃起，而擅自决定短时间内重复多次注射，导致了药物剂量过大而引起阴茎的异常勃起；个别医生对药物的使用经验不足而造成的异常勃起，也时常会在临床中发现。

其他造成阴茎异常勃起的病因比较复杂，但都较少见，包括：①全身性疾病：主要是血液病，如慢性粒细胞性白血病（简称"慢粒"）患者的骨髓异常增殖，使得白细胞数量极度增多，当白细胞增多到一定的程度上以后（超过 20 万 / μl，而正常人仅 0.4 万～1 万 /μl），就会发生白细胞淤滞，使得阴茎海绵体内的局部静脉回流的血流速度十分缓慢，而动脉仍然可以源源不断地充血，导致阴茎持续勃起而不变软。心肌梗死、流行性出血热、镰状细胞性贫血、红细胞增多症、血小板减少症、泌尿生殖系肿瘤或转移性肿瘤等也偶可引起阴茎异常勃起。②服用某些药物：雄激素制剂、α 受体阻断剂（盐酸哌唑嗪）、抗抑郁药（曲唑酮、氯丙嗪）、降压药（利血平、复方降压片、胍乙啶）、治疗阳痿的万艾可（伟哥）或局部涂抹的扩张血管乳剂用量过大等；③中枢和外周神经损伤或其他病变，例如脊髓损伤或炎症以及脑干病变可能导致脊髓中枢过度兴奋；④会阴、阴茎血管损伤或炎症造成的动脉瘘或静脉回流受阻，如血栓性静脉炎；⑤个别男人的阴茎异常勃起可由激烈性交或延长性交后诱发，如新婚的性欲亢进或色欲过度；⑥还有一些男人的阴茎异常勃起可以没有明显原因。

为了预防阴茎异常勃起的发生，男人且不可纵欲，有意识地避免各种性刺激，不宜酗酒后性交，性交难以排精者应该接受检查而不是一味地增加性交次数和强度，不宜过多地服用补肾壮阳类热药，调整平稳的情绪而忌暴躁等。对于非医源性的阴茎异常勃起，绝对不应该大意，而应该尽早接受医疗帮助，可能早期发现体内的潜在病变，如"慢粒"、生殖器官肿瘤、局部血管病变等疾病，并得到及时的诊治。

接受 ICI 治疗患者的阴茎异常勃起的预防应该做到：①医生在进行试验摸索

治疗剂量时，只有在得到医生许可后才可以离开医院，以便及时处理阴茎异常勃起；②医生推荐的使用药物剂量是经过测试的最佳剂量，不要随意更改，尤其是不要擅自增加剂量；③罂粟碱、酚妥拉明和前列腺素 E_1 均可以作为 ICI 的选择药物，但是前两者诱发阴茎异常勃起的机会较多，应尽量回避，尤其是对于以往出现过阴茎异常勃起的男人；④根据个人情趣、年龄和身体健康状况等选择注射频度，一般每周 1~2 次，但 24 小时内不要重复注射；⑤使用 ICI 进行性生活时，尽量避免反复多次的进行性交，以免诱发阴茎的异常勃起；⑥在心情不好、身体健康状况不佳、服用上述某些药物、酗酒等情况下，尽量不要使用 ICI，以免对身体健康造成伤害，也难以获得满意的治疗效果；⑦由于 ICI 治疗的药物用量具有明显的个体差异，没有经过试验的男人，千万不要贸然选用，患者也不要将这种治疗用药"送"人，毕竟这不是"礼品"；⑧请与你的经治医生或你信得过的专科医生保持联系，一旦出现问题，无论时间早晚，确保能够及时获得指导意见和及时救治。对于治疗阳痿的其他药物，如万艾可（伟哥）或局部涂抹的扩张血管乳剂等，也不要盲目地加大治疗药物剂量，注意避免出现矫枉过正的尴尬情况。

阴茎异常勃起属于一种急症，必须尽快处理。但一旦发生异常勃起，也不要过于惊慌，应该首先停止性生活，避免一切性刺激，口服镇痛镇静药（地西泮）和雌激素类药（己烯雌酚）有一定作用，采用手法压迫阴茎海绵体或加压包扎以减轻勃起，并要掌握一些必要的自救措施：①冰镇阴茎：用冰块（可放在透明胶袋内）将阴茎包裹 20 分钟，间隔 10 分钟后可以重复处理 1~2 次；②剧烈的下肢运动：跑步、急走、蹲起动作、快速上下楼梯、快速骑车等可以加速下肢的用血量，使得阴茎内胀满的血液转移，医学上称为"窃血"现象，有一定的效果，淋浴也具有异曲同工的效应。

在上述方法没有奏效的情况下，必须尽早寻求医疗帮助，有经验的医生会为你采取一系列措施来保证解除你的问题。例如，口服盐酸麻黄碱片、肾上腺素或间羟胺稀释液海绵体内注射，万不得已的情况下还可以采取海绵体内快速放血，或手术切开海绵体冲洗血块，并为血液回流另辟出路。对于有明确病因的阴茎异常勃起，关键还在于治疗病根，这才是一劳永逸的办法。

在处理阴茎异常勃起时，患者和医生都应该掌握的原则是：处理时间越早越好，最好不要让阴茎持续勃起的时间超过4个小时，千万不要超过24小时，缺血时间过长可以导致局部组织的损伤、纤维化，甚至缺血坏死，使治疗措施无效，并永远地丧失了性功能，造成终生的遗憾。笔者曾经处理过许多这类患者，绝大多数由于早期有效的处理措施而获得良好的结果，基本上均没有留下任何后遗症，对性功能的影响也不明显，只有1例阴茎持续勃起6天的患者，尽管采用了阴茎穿刺放血、对流冲洗、抗纤维化和抗感染等积极对症处理措施（患者坚决拒绝接受手术切开），缓解了阴茎的持续勃起状况，但是在2周后，阴茎的海绵体组织发生了纤维化，使得阴茎在疲软状态下不能完全软下来，在勃起状态下也不能充分硬起来，再也难以恢复100%的男子汉雄风。

9. 男人"那方面"太强，烦恼了谁

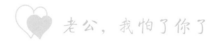
老公，我怕了你了

阳痿（现代医学称为：勃起功能障碍）是让众多男士深恶痛绝的，然而功能太强（"阳强"）也让他们不安。实际上，真正痛苦的还包括他们的配偶。有位女性读者打来电话，说："我和老公结婚快7年了，除了我每月来例假的几天外，他几乎每个晚上都要性生活，性欲十分强盛。其实，我并不想天天都做爱。可是他若得不到满足时，就很不高兴，甚至会冲我发火。真不明白，男人的性欲怎么会这样的强烈呢？我该怎么办？还有位女性读者这么在电话里求助：老公几乎每天都要有性生活。而有时候我真的是没什么感觉，甚至没有了性趣。我只能尽量地满足他的要求，可是这样一来我又很辛苦，有时还有一点痛苦。我想偷偷给他吃

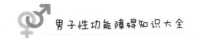

点药，以抵消他旺盛的精力，可不知道吃什么才好？

老公性欲很强，老婆难以招架。怎么办？

几乎每个男人都会觉得自己的性能力有待提高，或者希望能够更加强盛。但是，个别男人在"那方面"表现太强，带来的有时不是"性福"，而是烦恼。有位在男性电话咨询时，抱怨自己的性功能太强了："我第一次做爱，居然坚持了四五十分钟。后来，情况更'糟糕'，居然能做到一个多小时，而且天天都要做。老婆因此责怪说'怕了你了'！男人性功能太强好不好呢？是否是病态？"

男性性欲亢进又称男性性欲旺盛，是指性欲望、性冲动过分强烈和旺盛的一种病症。当事人往往表现出特别容易产生强烈的性兴奋，甚至在一天内可以多次出现性激情。一些微不足道的行为举止都可能成为诱发性冲动的诱因，如不经意间的触碰、握手、异味等。为了满足自己超常的欲望，性欲亢进者的性行为迫切到可以无视所处环境、忘记关门、来不及铺垫床铺，这让许多女性张皇失措，无论从情感上还是生理上都难以接受。有女性抱怨自己丈夫的"猴急"时说："在家里我都把自己捂得严严实实的，不敢穿露肉的衣服，甚至说话也装作粗声粗气，生怕随时随地引起他的欲望，招致难堪。等到他刚刚满足后，我便立即躲出去，以免他不倦不休地再有要求"。有些严重性欲亢进者难以控制自己的情欲，可以发生违背常情，甚至违规犯法的性行为。

由于性欲强弱在正常人之间存在明显差别，而且在不同年龄段、甚至在不同环境下都可有很大变化，因而很难为性欲亢进做一个明确具体的规定。性生活存在明显的个体差异，即使是一个健康人，他的性要求频度和性交时间也不是恒定不变的，常随体质和精神状态等的变化而不同，一部分人表现性能力较强也不奇怪。如新婚燕尔，年轻夫妻在性生活方面需求强烈些，性交频度增加容易被认为是"性欲亢进"，但这些并非是真正意义上的性欲亢进，不算什么毛病。

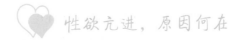
性欲亢进，原因何在

性欲亢进的确切原因不是很清楚，但长期表现为性亢奋状态，性能力远远超过正常水平，则可能是病态。性欲亢进可能与多种因素有关，主要原因是性中枢兴奋过程增强所致，但大多数属生理性改变，或对性知识认识不足。

青少年时代的环境影响在发病中有一定作用，如患者双亲或朋友的性放纵，患者自身过早的性活动或涉猎过多的淫秽读物、录像。少数人与社会、精神因素有关，他们对色情小说或淫秽录像特别感兴趣，反复经常接受大量性刺激，以致沉溺于性刺激，纵欲过度而表现为性兴奋的"三多"，即过多、过快、过剧。

造成性欲亢进最常见的器质性原因是内分泌失调，特别是性激素水平失常。现代人的竞争压力大，生活节奏快，出现内分泌失调的情况也不少见，由此也可引发种种性亢奋行为。对男子来说，性欲亢进多由雄性激素（睾酮）水平过高造成，脑垂体促性腺激素反馈性地分泌过多也会引起性欲亢进，如垂体功能亢进的男性患者，有 10% 性欲减退，但在病变早期有 10%～20% 反而有性欲亢进。甲状腺功能亢进患者也会表现出形式各异的性功能和性行为紊乱，包括性欲亢进。

此外，性欲亢进更可能是某种精神疾病或器质性疾病的一种症状，如躁狂症、精神分裂症、癫痫、某些颅内肿瘤，或前列腺炎等某些慢性疾病。精神病患者由于精神失常，大脑对性兴奋抑制能力下降，容易出现性欲亢进倾向。整个会阴部由盆腔神经丛所支配的区域，受到前列腺炎症的刺激时敏感性增强，致性神经中枢易于兴奋，使部分前列腺炎患者出现性欲亢进，这种情况往往出现于前列腺炎的早期或炎症加重的早期。

值得注意的是，本病须与不射精、阴茎异常勃起、性变态、性流氓和"花痴"等相鉴别。花痴、性变态、性流氓行为都在非夫妻之间发生，与性欲亢进截然不同，不可混为一谈。

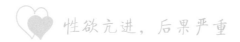

性欲亢进，后果严重

男性性欲亢进的直接受害者是他们的配偶，性欲亢进对夫妻感情的健康发展显然是有害的。男性性欲亢进会引起女性的厌恶，造成夫妻性生活不和谐，甚至影响夫妻感情。实际上，临床上以性欲亢进而就医者较少见，多数是通过性咨

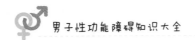

询，或由配偶所述而发现，并在配偶的督促下积极寻求治疗。

过强的性能力持续存在，也可以诱发某些疾病。频繁而强烈的性冲动可引起前列腺乃至整个盆腔充血，若长时间阴茎持续勃起，容易引起生殖器官充血淤滞，成为诱发局部感染的重要原因，例如前列腺炎、精囊炎等病变。纵欲日久会影响身体健康，而且会出现后期性功能障碍，如勃起功能障碍（ED）等。当性欲望强烈而又无处宣泄时，患者便容易出现焦虑、激惹、心慌、失眠等症状，甚至可因痛苦不堪或极度羞愧而自杀。

 用点药物，解除冲动

在人们的观念中，看男科疾病的往往是性功能减退等疾病，若提出性欲亢进则很少引起人们的足够重视，在临床上并不多见，很多人也并未意识到这是不正常的情况。有些患者感觉到不正常也往往难以启齿，不会主动求医，反而自己服用或被别人欺骗使用抑制性欲的药物，往往难以达到目的，甚至可能造成不必要的伤害。

张女士情况便具有相当的代表性。这天，她来到男科诊室，焦虑明显地"写在"脸上。她告诉医生："和老公结婚多年，孩子都挺大了。但老公在性方面一直都表现得很厉害，我都怕和他上床了。每次做爱都是没完没了地折腾我，而且特别频繁，几乎每天都有要求。天天要同房，令我几近崩溃。刚结婚的前几个月，还觉得新鲜，可时间一长，我越来越不能忍受，无论身体上或心理上都已不堪重负。每次，我都找各种借口推辞或干脆等他睡着后再回家。听说吃雌激素可降低男性性功能，于是我买了一些，每天做饭时偷偷将药片压碎后掺到饭里，坚持一段时间后，情况有所好转。但现在我又很担心，怕他走向另一极端——完全不行了。怎么办才好呀！"

医生告诉她：对性欲亢进者应首先要查明引起性欲亢进的原因，除去器质性病变引起者外，多数都是精神心理因素所致，宜进行心理治疗，正确引导，普及性知识，合理安排性生活。这样既有利于身体健康，又有利于家庭和睦。如夫妻之间可适当地分别一段时间，配偶在衣着打扮上不要太艳丽性感，不使用化妆品或尽量选择异味小的，以减少性刺激，同时进行心理治疗和性教育。

但是，严格的强制节欲可能难以获得理想的效果，还可能因性兴奋反复受到抑制，而引起性功能减退，甚至发生勃起功能障碍。采用适当的分散注意力的节欲方法则更可取，如可通过劳动、文娱体育活动、听音乐、意念等分散精力和转移思维，从而减轻性欲望，将男性的精力应用于工作学习中去，使性神经有适当的休息机会。

必要时可在医生的指导下，适当辅助镇静类的药物，以解除患者的性冲动，如地西泮、谷维素、己烯雌酚等对抗治疗数日，服药期间症状有所好转。但是切忌盲目长期大量使用药物，以免物极必反，导致性能力丧失的恶果。对器质性病变引起的性欲亢进，可针对原发病变进行治疗。

10. 早泄是如何界定的

首先让我们来看看到底什么是早泄。目前临床诊断早泄尚无统一标准，常见的有以下几种观点：①吴阶平教授在早期从事性功能障碍研究时认为：男子性生活的正常时间为 2～6 分钟，低于 2 分钟者为异常。据此，临床医生认定：阴茎能够勃起，但未送入阴道或刚送入阴道就射精，时间往往不到 1 分钟者，为早泄。②男性在性生活中，不能自主地控制射精。③马斯特斯（Masters）和约翰逊（Johnson）的观点：性生活中，男性在 50% 的机会中不能使女性达到性高潮。④其他的观点还有：对比自身以往性生活的持续时间明显缩短，例如：既往 20～30分钟的性生活时间，近期减少至 10 分钟甚至更短，自己及性伴侣对此均不满意的情况，也认为是早泄。

在诸多的早泄概念中，问题比较严重的只有第一种情况。而临床应诊的患者，往往不是真正意义上的早泄，只是射精过快，妻子不满意，达不到性高潮，他们往往是因心理因素或性生活缺乏技巧及方法不妥而造成的。诊断早泄的一个基本前提是：夫妻必须是经过相当一段时间的共同生活后，持续存在的上述某种现象者才最后可以认定是早泄。

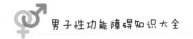

11. 性交不射精咋回事

射精是成年男性在性活动中达到高潮的标志，也是他们获得最大性快感的必要条件，但是却有极小部分男性丧失了这个功能，也因此失去了从性交中获得快感的机会，甚至可能因此招致女性的不满，也难以完成传宗接代的重任。黑龙江的康先生问道："我今年44岁了，和我现在的妻子是第二次婚姻，结婚已一年多了。我每次和她过性生活时，阴茎胀得鼓鼓的，硬硬的，但就是不射精。我也采取了各种方位和姿势，性交时间每次都超过40分钟，但总感觉妻子的阴道特别松弛，没有弹性，又缺少紧握感，温度又不够，刺激不到位。而她有时只有快感却达不到性高潮。其实，性交前我也做过前变奏曲：如拥抱、抚摸、亲吻等。就因性交不射精很苦恼、扫兴、心烦。按常规，我每天都有性要求。性交后阴茎又总是不由自主地勃起，而且胀得鼓鼓的，按年龄40岁以上的男人性欲正在滑坡呀，我这种情况是否病态？另外，我妻子的情况怎样才能解决？真诚希望专家给予帮助和关爱。（即使有几次射精的话，也得费很大的劲，十次里只有两三次吧）。"

不射精症是指男人在性生活过程中不能达到高潮而不能将精液排出到体外。其形成原因是多种多样的，每个人的情况都不完全相同。您的情况属于继发性不射精，而且在"费很大的劲"的情况下是可以射精的，应该是比较容易调整而获得改善的。

不射精给男人带来了难以想象的痛苦和困惑，而在临床上治疗不射精症的一切办法都是围绕加强性刺激和增强男人生殖器官的直接性感受，有时也会遭遇到难以想象的困难。但是，办法总是要比困难多的，以下的各种方法不妨尝试，其中有相当部分是可以在家庭内部进行的，也是很受患者欢迎的，因为这毕竟不必让他们直接将自己的隐私问题面对外人，而且相当多数的不射精患者在家里就可以改善自己的射精行为。

①让性交的场所充满诗情画意和温馨舒适的情调，不要让任何人来打扰，让自己的心理状态可以达到完全放松的程度；②将性生活的时间安排在晨起或充分睡眠恢复了体力之后，让精力和体力都达到最佳状态；③减少性交频度或在一定的时间内节制性交有利于射精。性生活次数减少后，可以让射精中枢得到必要的休整和调整，精液的储备也可相应地增加，男人的射精出现的就快速且强烈；④加强性交前的诱导和"前戏"。妻子性感的身姿和妩媚动人的神态可以让男人想入非非，也因此而增强了性信号的刺激作用，同时要对丈夫进行性器官的刺激，尤其是性敏感部位的刺激，可以让男人尽快进入"实战状态"，在有射精预感时在进行性交的效果良好；⑤加强性交的动作和抽动的频率，这也是为了射精所进行的最后冲刺，并可以通过改变性交体位来增加性感受。同时，妻子应该刺激丈夫的性敏感区，如口唇、舌、乳头等。

在以上的办法没有效果时，可以考虑接受医疗帮助，包括必要的检查和治疗如下：①适当服用药物，如小量的雄性激素可以增强性欲望、增加精液量，使得男人有可射之精，或者使得精液量增加，以期望能够达到容易"溢出"的目的；左旋多巴可以降低射精阈值，让射精变得容易些；硝酸士的宁第二骶孔注射，可以直接刺激射精的低位中枢；麻黄素可以让全身的肌肉紧张程度增强，使得性生活中的性感受来得更加强烈；维生素 B_1、维生素 B_6 可以调整神经功能等。但是，药物的使用和注意事项必须得到专科医生的具体指导，且不可乱用，很多治疗药物是有一定的副作用的。②按摩器等类器械可以增强局部的刺激强度，可以尝试应用，绝大多数的男人是难以抗拒按摩器的巨大攻势的。③电刺激射精应用于腰椎损伤后造成的不射精症。④对于某些具有明确器质性不射精病因的患者，可以考虑进行相应的手术解决。

对于咨询的这位男子提到的妻子阴道松弛、缺乏弹性、紧握感觉差，也可能是影响性感受，进而影响射精能力的重要原因。因此女性要进行会阴部肌肉的锻炼，可以改善局部肌肉的弹性，提高对阴茎的"紧握"力。还可接受医生的检查，实在必要时也可以考虑接受对阴道进行整形手术，缩窄阴道以使得阴道对阴茎的刺激"到位"。

再婚夫妻性生活不和谐是难以避免的，相互协调适应的情况比较复杂，需要一个过程而不应急于求成，要解除顾虑，对性生活进行坦率的交流，互相关心体贴。在婚后的共同生活中，不妨也共同学习一些有关的性知识，更有利于性生活的协调和适应。值得注意的是，再婚夫妻不要总是"重温旧梦"，尤其是性生活中，再婚夫妻经常会自觉或不自觉地进行比较和对照，并使一方联想到以前的性生活的不同，对于"变了味道"的性交往往很难达到性和谐和性满足，不射精也是可以理解的，但这种"比较"却是非常有害的。对于再婚男子来说，要从记忆中完全抹掉前妻是不大可能的，但明智的办法是，应更加珍惜重新获得的爱，尽量消除心理障碍。

12. 射精慢让我俩都很烦

射精快带给男人的是巨大灾难，并用早泄来表示。但是如果累得筋疲力尽也不能射精，受到折磨的将不仅是男人。一位女士来信咨询，就抱怨对方的射精缓慢："每次和男友做爱时，他都要一个多小时才能射精，弄得两个人都很累，请问这是怎么回事？"

对于一部分男人，尤其是中老年男人，可能表现出阴茎勃起太久才能勉强射精，这不但会令夫妻难以享受到性的欢愉，还会产生不愉快的感觉，这意味着男人丧失了对整个性生活过程的主动控制能力，由主动转为被动，迟迟地艰难等待激情爆发的高潮时分，往往弄得双方都筋疲力尽，并经常因此而招致配偶的反感。

性交中长时间抽插而难以射精，在医学上称之为射精延迟或射精迟缓，一般以持续性交超过1个小时或以上，高潮（射精）仍然没有出现或姗姗来迟。造成射精延迟的原因很多，首先就是年龄老化。老龄化可以使体力和精力下降，包括男人的性器官萎缩和雄激素分泌降低。老年男子感觉阴茎不能保持坚硬且反应不再灵敏，感觉和接受性刺激的能力也有所降低，有时在未射精前出现疲软的现象是可以理解的，并因此而增加了性生活的难度。此外，饮食和性心理因素也不能不重视，酗酒可以抑制射精的神经反射，并让男人的勃起强度减弱；心理压力和精神负担可以让男人不能充分享受性爱；某些药物，如抗抑郁药物、抗生素也会阻碍射精；疾病状态，如糖尿病、腹部手术等也可以造成射精延迟。

　　由于情绪不佳而偶尔出现射精延迟并不值得紧张焦虑，适当调整就可以迅速恢复。如果连续多次，并且在相当长一段时间内一直出现射精延迟就应该给以重视了。可以首先自我寻找造成射精延迟的原因并加以控制，如性生活前不要酗酒，并可以适当地配合性幻想来加强性感受，适当地调整性交方式也可以尝试等。必要时可以求得性医学专家的咨询和必要的专科诊治。

13.　男人性交痛的主要原因是什么

　　男人在性交时出现疼痛的感觉也是时有发生的，这让男人在享受性生活带给自己巨大的身心愉悦的同时，可以产生一丝不快，有的时候这种不快可能会很强烈。寻找并去除这些不利因素，是医生的责任，更是"当事人"的责任，毕竟最终受害的还是男人自己。

　　男人性交疼痛的成因非常复杂，可能有多种因素参与，这些因素和处理方法主要包括如下几个方面。但是要切记，有些处理方法是需要医生帮助的。

　　（1）阴茎问题：包皮过长、包茎、阴茎系带过短的男人最容易出现性交疼痛，需要进行手术矫治，如包皮环切术、阴茎系带成型术（延长系带）；阴茎弯曲可以造成性交疼痛，严重者可以让男人无法性交，可以通过手术矫治，手术切除造成阴茎弯曲的局部纤维化结节。

（2）泌尿生殖系统的炎症性疾病：前列腺炎、精阜炎、后尿道炎等可以让男人在性交局部充血过程中产生疼痛不适症状，采用抗炎治疗可以获得显著的改善或完全治愈。

（3）避孕工具选择不合适：避孕套大小是否合适直接影响到性交感受和效果，如果避孕套的型号过小，可以让男人的阴茎有被束缚感，甚至出现疼痛不适，应该根据自己的发育特点来选择大小合适的避孕套；有些性交疼痛的男人，可能是对避孕套的橡胶或避孕套内的杀精子药物和润滑剂过敏，发生过敏性皮疹而产生性交痛，这样的男人应该重新选择避孕措施。

14. 让男人惊慌失措的"血精"

男人的精囊生长在膀胱的后面，左右各一个，并开口于前列腺部尿道，在射精的时候将精囊液排放出来，构成精液的一部分。精囊壁上分布着许多毛细血管，加之精囊壁比较薄弱，特别容易受到环境中的各种影响而出现毛细血管破裂，血液渗出而形成血精。

造成血精的主要原因是精囊的炎症，还包括生殖器官的结石、囊肿、肿瘤等，需要到医院去接受医生的检查和治疗。但也确实有许多男人出现的血精并不一定预示着疾病，也就是医学上所说的"功能性血精"，这是因为在性高潮时，男人的性器官强烈充血，并在射精的刹那间产生强烈的有规律的收缩。所谓的"功能性血精"可能与性器官的强烈收缩有关。

产生"功能性血精"的主要原因包括：①精囊在性生活射精过程中的内压剧烈变化，而精囊液在短时间内的快速排空也加剧了精囊内压的改变，因而容易引起精囊壁上的毛细血管通透性的改变而导致出血；②某些具有过敏体质的男人，尽管精囊可以没有任何疾病，但精液内的一些特殊的酶类物质的活性增加，容易损伤精囊壁上的毛细血管，并使渗出血液的凝固性降低，故造成血精，但是这并不会对身体健康带来任何不利影响。

所以，由于以下的几个原因而出现血精者不必惊慌，并可以通过适当的调整而获得康复，如血精期间停止性生活，避免性兴奋，以免加重性器官的充血；适当应用一些药物也有一定的效果，如卡巴克络、酚磺乙胺、维生素 C、阿胶、氯雷他定、苯海拉明等。即使这类血精患者不能康复，对身体的健康也无大碍，不必过于惊慌。

①性生活规律的破坏而出现的血精：长久没有性生活者，可以在重新进行性生活时出现血精，这明显与精囊内压的剧烈变化有关，只要性生活频度恢复一段时间后，血精会销声匿迹的；性生活过于频繁者造成的血精，可以在节制一下性生活频度，并尽量避免过于粗暴的性生活。总之，一切做法的目的是让精囊等生殖器官进入有规律的排精"习惯"。②血精男人不伴有全身其他部位或局部的临床症状者，与血精相关的全面检查也没有发现任何疾病存在的证据者，可以不必太紧张。③多次出现血精，但是每次的持续时间很短暂，一般在 5～7 日，并且全身情况依旧良好者也可以不必紧张。

此外，即或出现血精，也不必惊慌，精液内的那么一点点血液对于人体来说简直是微不足道的。要知道，女人每个月的行经期流出的血液要比这点血液多得多，也没见到女人都"病"倒了。血精内的血液实际上是很少的，简单的实验验证方法是，取一杯水，只要滴入一滴红钢笔水，水的颜色就会变成粉红色，看起来像是血液一样。

第二章
让男人不"性"的根源

1. 现代男人的"性无能"是谁之过

小杨是单位里的科研尖兵，在工作短短的几年里已经为学院的科研和教学立下了汗马功劳，申请了许多的科研课题，有许多研究项目获奖，每年几乎都为单位的论文排行榜增加十几篇高水平论文。虽然刚刚过了而立之年，却已经开始著书立说了，让同龄人羡慕不已。但是，哪一家都有自己难念的"经"，小杨也有自己的烦心事，虽然表面上夫妻间相敬如宾，但是小杨知道妻子在默默等待的是什么，可是尽管自己的智能已经开发利用到了接近极限，但自己的性爱和激情却在消退，甚至对性交没有了任何想法，常常无颜面对妻子。

通过深入交谈，医生发现小杨的性无能和性欲望低下的主要原因，是他无限度地追求事业上的成功，追求体现人生的价值，因而透支了生命的精力和能量，将人生众多的情趣几乎都转移到事业和工作上了，破坏了夫妻间的正常情绪状态，抑制了作为人的本能需求和激情，陷入了持续的孤寂和淡漠情绪中，因此，"性"成了可有可无的事情。

对于一个具体的男人来说，使男人由"伟"哥变成"痿"男的原因可能是多种多样的，其中可能有一种或几种在起着主要的作用，其他的因素起辅助作用。但是，男人周围的这些危险因素对性功能障碍的发生都可能无时无刻不在起着潜移默化的作用，男人最好自己都能够来认识一下这些因素，与自己的情形进行比对，并在生活中加以有效地克服，可以让许多"痿"男重振"伟"哥的雄风。一旦这种家庭内部的调整没有达到预期的效果，再接受专业医生的检查和治疗也不晚，还可以为后续的诊断和治疗打下一个坚实的基础。对于那些没有性问题的男人，也可以通过对日常生活中的点滴注意，起到防患于未然的作用，使你的性能力永葆青春。

阴茎的勃起主要是阴茎里面的血管在调节（图1、图2）。动脉是供应阴茎血液的，而静脉是将血液送回到心脏的。阴茎的勃起就是由于动脉充血显著大于静脉的回血，使得阴茎像气球一样变大、变硬。阴茎勃起的血管生理学将阴茎勃起的过程分为以下 8 项：0 相：疲软相；1 相：潜伏相或充盈相；2 相：膨胀相；3 相：完全勃起相；4 相：坚硬勃起相；5 相：起始软化相；6 相：慢软化相；7 相：快软化相。这 8 相中的每一相都有相应的动静脉血流变化，任何阶段的动静脉舒缩异常均可造成阴茎勃起功能的异常，与阳痿的发生密切相关。所以，让现代男人"性无能"的危险因素也是围绕着这个血流动力学过程进行的。

以往认为，除了年龄因素（年龄大）外，绝大多数的性无能（超过 90% 的性无能）患者都是心理因素所造成的，例如性格内向、感情淡薄、沉默寡言、喜怒无常、脾气怪异、经常抑郁等，只有少部分是由于生理因素所致。但是，随着对阳痿的研究不断深入，发现了许多以前检查不到异常的患者，其实还是有"毛病"的，主要包括：①生殖器官的病变，如阴茎弯曲、阴茎硬结、尿道下裂等；②内分泌激素水平失调，如雄激素水平低下、高泌乳素血症等；③全身性疾病，如糖尿病、肾衰、高血压、心脏病等；④手术和外伤，如前列腺根治手术、脊椎受伤等；⑤药物滥用，如抗高血压药物、精神科药物等；⑥不良的生活和饮食习惯，如吸烟、酗酒等。

无论产生性无能的原因是器质性疾病还是精神心理因素，患者最终都将合并不同程度的精神心理异常，表现为紧张、焦虑和抑郁等，而且有些人的心理异常情况非常严重。

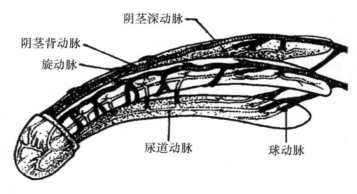

图 1　阴茎的动脉

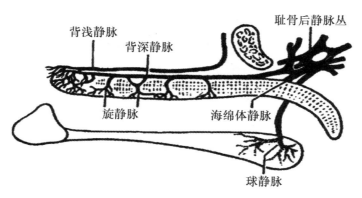

图 2 阴茎的静脉

2. 疾病和药物可能参与了男人的性功能减退

每个进入中年的男士都希望自己活力依旧，然而由于各种因素，性功能减退成了无法回避的问题，而疾病和药物也会趁火打劫地影响性功能，因此不要忽视对于以往存在的疾病，尤其是使用药物进行点验，可能发现造成自己阳痿的罪魁祸首。

一些男士可能患上影响性能力的疾病，如高血压、冠心病、动脉硬化、糖尿病、精神神经系统疾病等，而治疗这些疾病的药物又可能不同程度地进一步削弱了男人的性能力。部分男子为了追求性能力的完美，甚至不惜以性命为代价，主动放弃治疗这些原发疾病的药物，转而服用大量的壮阳保健品和其他一些治疗阳痿的药物，给自己的身体健康带来了极大的威胁和隐患。实际上，这种做法是不值得提倡的，也是不明智的。固然，性能力对一个成年男子是非常重要的，但它绝对不是最重要的，人的生命才是最重要的。俗话说得好："留得青山在，不怕没柴烧"。尽管某些药物可能会影响到性能力，但只有彻底治愈或基本控制了影响性能力的疾病，才可能成功地走出困扰我们性能力的阴影，重振男子汉雄风！

临床上治疗疾病所得到的大量研究资料表明，许多药物都可能让男人出现

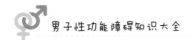

性功能障碍。所以，临床治疗疾病中如何使药物既发挥最大的治疗效果，又尽量减少对性功能方面的不良影响，便成为患者和医务工作者共同关心的一个重要课题。

3. 伤"性"黑名单上的药物

由各类药物的副作用引起的阳痿称药物性阳痿，许多药物可能是导致男人性功能障碍的罪魁祸首。实际上，任何普通的治疗用药物，如果没有按照科学的方法使用，或者没有掌握使用注意事项，大量长期使用，都可能伤害到男人的性功能，例如引起射精量减少、不射精、阳痿等。所以，服药要首先了解药物的副作用，对药物导致的阳痿要倍加警惕，以免发生严重的性功能障碍。

降低性功能的药物可以通过以下几个方面来影响男性的性功能：对中枢神经系统起镇静抑制作用、促使血液中泌乳素含量的增多、拮抗雄性激素、影响脑内儿茶酚胺系统（射精激活系统）和 5- 羟色胺系统（射精抑制系统）、抗胆碱作用与抗交感神经作用等。

能引起阳痿的药物主要有 6 类：

（1）作用于心血管的药物：如抗高血压病的胍乙啶、利血平、可乐定、甲基多巴、普萘洛尔等；强心或调节心脏功能的地高辛、洋地黄及其他强心苷类等；利尿的氢氯噻嗪、肼屈嗪、螺内酯、呋塞米、依他尼酸等。长期服用该类药物可以提高睾酮在肝脏的清除率，引起性欲减退、射精困难和阳痿。

（2）镇静、麻醉、镇痛药物：如抗精神病的苯巴比妥、氯普噻吨；镇静催眠的地西泮、氯氮䓬、甲喹酮；麻醉、镇痛的吗啡、美沙酮、苯海索等。这些药物使用时间过长，一方面会成瘾，另一方面会抑制性兴奋，干扰大脑的性分辨能力，抑制促激素的分泌。

（3）激素类药物：主要是雌激素（雌酮、雌三醇、己烯雌酚等）、甲羟孕酮等，对抗了雄激素的生理作用，可致性欲减退、射精不畅或阳痿；各种雄激素的大量长期使用也可以造成睾丸萎缩、睾丸合成与分泌雄激素水平降低。

（4）精神病用药：氯丙嗪、异丙嗪、丙米嗪、硫利达嗪、阿米替林、碳酸锂、氟奋乃静、单胺氧化酶抑制剂、氟哌定醇等，可以引起射精困难、睾丸萎缩、内分泌激素分泌紊乱和阳痿。

（5）一般药物：可卡因（镇咳药）、西咪替丁（H_2受体阻断剂）、乙硫异烟胺和异烟肼（抗结核药）、吗啡（镇痛药）、苯海拉明（H_1受体阻断剂）、氯苯那敏、赛庚定。

（6）其他药物：吲哚美辛、甲氧氯普胺、麦角新碱、阿托品、东莨菪碱、山莨菪碱（654-2）、普鲁本辛等；中药也不是绝对安全的，如知母、黄柏能降低性神经兴奋。

值得注意的是，以上药物并不是使用一次即影响男人的性功能，通常在长期或大剂量使用该类药物时出现性功能障碍。药物引起的性功能改变，通常在及时停药后性功能可恢复。不过真的有病了，该用药的时候还是要用的，毕竟身体的健康比性还是要重要的，只是用药要慎重，最好在医师指导下选择恰当的药物和合适的药物剂量。

许多人千方百计地寻找灵丹妙药来治疗阳痿，但收效甚微；而临床上许多药物却对性功能有不同程度的抑制作用，并有因药物而致阳痿的发病率增加的趋势。所以，奉劝男人不要乱用药物，以免伤"性"；阳痿患者也千万不要偏听偏信，乱用一些不明功效的药物，以免加重病情。

4. 阴茎弯曲，"性"福是否失准头

尽管每个人的阴茎都难以保持"笔直"，但是如果阴茎弯曲得太严重了，甚至明显到遭遇不"性"的程度，即使不影响日常生活，也会让人觉得很尴尬。阴

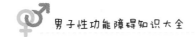

茎弯曲是否能够影响性生活？如何诊治？后续性生活注意事项？等等，始终是这类人关注的焦点问题。

王经理近来特别烦恼，一则是退休日期已经进入倒计时状态，再则床上表现也不太灵光了，阴茎勃起明显地向左则弯曲，插入有些困难，还带有疼痛不适感，并感觉到有加重的趋势，看来是熬不过去了。妻子半开玩笑地说挤对道："强硬了一辈子，你终于也有不行的时候吧，别是更年期到了吧？"万般无奈下，王经理不得不找到医生寻求帮助。经过仔细检查后，医生告诉他："你的左侧阴茎海绵体上长了一个比较大的条索状硬疙瘩，应该是阴茎硬结症，当然还需要进一步检查来确定诊断和排除其他疾病。"一丝不祥的感觉迅速占据了王经理的思维："我难道得了人人恐惧的癌症了吗？是什么原因呢？"

 阴茎里面长疙瘩并不可怕

阴茎硬结症是指阴茎上长了硬结，医学研究发现是在阴茎海绵体白膜与阴茎筋膜之间发生的纤维化所形成的硬结，多见于中老年男子，多位于阴茎的背侧，可能与阴茎损伤、炎症、糖尿病、衰老、维生素 E 缺乏等因素有关，但是许多患者的病因不清楚。表现为阴茎背侧有大小不一的单个或多个斑块样或条索样结节，质地硬如软骨，轻触微痛，在勃起时可出现疼痛和弯曲，但在疲软状态下可以没有明显不适。这是一种良性病变，不会恶变成肿瘤，不必担心。

医生的介绍让王经理松了口气，但转念一想，又产生了新的焦虑："随着病情的加剧，迟早会有一天这个疙瘩把下面堵了，那时排尿不就成问题了吗？""这类硬结不会累及邻近的尿道，所以也不会引起排尿困难。"医生的进一步解释让他彻底地放了心。

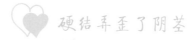 硬结弄歪了阴茎

经过阴茎海绵体超声分析及其他相关检测，证明了医生的判断是准确的。但

是，阴茎上的疙瘩是如何影响勃起，并在阴茎勃起时发生弯曲和疼痛，仍然让王经理百思不得其解。

原来，当硬结体积过大时，由于硬结对海绵体有外在的压迫作用，可以阻碍血流进入海绵体的动态过程，因此可影响勃起质量，甚至让阴茎难以勃起；硬结可以影响到白膜与阴茎筋膜这些膜性组织在阴茎勃起过程中的正常伸展延长与舒张，并在硬结处阻碍与牵拉勃起的阴茎，造成勃起的阴茎向患侧弯曲状态，直接影响阴茎插入阴道，一侧阴茎海绵体的发育不均衡或者海绵体外面厚韧的白膜分布不均也有异曲同工的作用；硬结还可使阴茎因勃起而产生牵拉疼痛，从而影响性交。

 消除阴茎硬结症，首选药物

部分阴茎硬结症患者可以随着时间的推移而硬结自愈，但是多数患者需要采用积极的治疗措施，治疗方法较多，如口服药物、阴茎硬结局部注射激素、局部放射线照射、手术等。尽管疗效存在明显差异，但医生往往愿意首先采用药物治疗，这也符合简单、方便、经济的原则。因此，医生首先为王经理选择了包括他莫西芬、己酮可可碱、维生素 E 等药物进行治疗。

性急的王经理想来个干脆的，也免得自己总"惦记"它，因此询问："能否开刀治疗，把疙瘩切掉，疾病不就没有了吗！""只有对于那些硬结较大、久治不愈且严重影响生活质量，影响性交的患者，才可以采取手术治疗，将硬结切除，手术后 1～2 个月后可以逐渐恢复性生活。但绝大多数阴茎硬结症患者是不需要手术的，因为治疗目的是为能够恢复性生活而矫治阴茎的弯曲程度，而且需要在局部硬结病情稳定 1 年以后才可以进行。否则，刚刚矫治好的弯曲，可能过不久还要面对再次弯曲的尴尬。"

看来，治疗这个病还难以速战速决，也许要经过漫长的等待时间。还能否进行性生活，成了王经理迫切关心的事情。

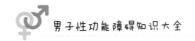

 性生活不能"勉为其难"

在谈到还能否进行性生活的问题时，医生告诉王经理："阴茎硬结体积不大且症状轻微者，一般不会影响阴茎勃起，对性生活的妨碍不大，故不会引起注意，患者可以按照以往的习惯进行房事，不必对性交次数和方式严加限制。但对于那些硬结较大、久治不愈且严重影响生活质量，影响性交并伴有明显阴茎痛的患者，则不宜勉强进行房事。你的情况属于中等程度，在疾病的活动期及口服药物治疗期间，仍然可以进行性生活，但是应该适当减少性交频度，性生活过程中尽量不要采用过于激烈的方式和体位。在日常生活中要尽量回避辛辣刺激性食物，以减少对阴茎海绵体的刺激。"

 性观念误区不可忽视

值得注意的是，许多年轻人也往往认为自己的阴茎不笔直，需要医生帮助他们矫治，而经过系统严格的检查后却难以发现任何异常或病变的存在，其中潜在、深刻的文化背景和性心理误区值得人们深思。一个二十五岁的小伙子来信咨询："我还没结婚，可是我的生殖器却有点和别人不一样，主要是阴茎和别人不一样。我看过别人的阴茎，硬起来是直挺的，可是我的却是弯的，而且是前面大后面小。不知道这会不会影响我以后的生活？盼您能给我解答！"

实际上，每个男人的阴茎形状都不尽相同，多数充分勃起的阴茎不会像直线一样地"笔直"，可能存在程度各异的弯曲，只要不引起不适或基本上不妨碍婚后"办事"，就没必要"大动干戈"地为难它，也不需要看医生。只有当阴茎的弯曲程度比较严重，一般要达到弯曲45度角以上，属于发育畸形，可能会影响婚后性生活，这时候就不能再"等闲视之"了，往往首先采用药物治疗来，在药物治疗无效时，可考虑手术"修理"。有个别人因为弯曲的阴茎在勃起过程中不断产生疼痛而接受治疗。

阴茎的前面（背侧）是两根并列且较粗大的阴茎海绵体，而后面（腹侧）是一根细小的尿道海绵体，如果阴茎腹侧有点小毛病（可以对健康没有任何影响），阴茎充分勃起后背侧海绵体的伸展超过腹侧，从而造成一定程度的前面大后面小也不足为怪。

有部分男人，尽管阴茎并没有给他们带来什么痛苦和不适，但他们对于自己的阴茎稍微有那么一点不完美十分在意，这种顽固的自我形象的不认可、不接受，并进而影响到正常的功能状态，给当事人带来了无尽的烦恼，主要是严重的心理因素在作怪，应该接受专业医生的咨询和指导，一定要学会"听人劝"。

5. 青春期的阴茎老勃起该怎么办

许多青春期发育成熟后的男性，往往遭遇到过于频繁和强烈的性冲动的影响，那种日子也不像人们想象的那样愉快，甚至对生活产生不利的影响。还在念高中的青岛的小刘就向我们反映了这种情况："我是一个 17 岁的高中生。近一年来，我一直为自己阴茎太容易勃起而苦恼。早上起床时、挤公车时，它都会竖起来，让我抬不起头，尤其是面对学校漂亮女孩子更难以控制。请问这是病态吗？应该怎么办？"

实际上，小刘遭遇到的问题其实是很多人都遇到过的青春期尴尬。由于荷尔蒙的作用，少男少女都会产生频繁强烈的性冲动。青春期男子受到刚刚增高的雄激素水平影响，对性刺激尤为敏感，在激情炽热时，容易发生性的生理上的自然反应。阴茎受到轻微的刺激后就很容易勃起的现象完全正常，它既不是病，更不是见不得人的事，你不要为此感到羞愧。你周围的男生们可能也都有类似的情况发生，你没有发现周围男生的勃起现象，很可能因为他们掩饰得比你好。

清晨勃起是所有性功能正常男性普遍存在、会自发产生的生理现象，是性能力成熟、健康的表现。面对公共场合遭遇的"尴尬"，我想你应该首先检查自己是否穿了过紧的内裤、牛仔裤，或者挤车时有无不经意的阴茎摩擦，这两个因素都可能导致它容易勃起。

青春期阶段的性到浓时需自控。在排除了这些因素后，你可以采取以下方法来克服这一问题：①转移注意力，专心致志地去做一件令自己感兴趣的事，而不要去关注自己有没有勃起的问题；②发现勃起时小便一次，因为通常在膀胱尿液排空后，阴茎会自然而然地疲软下来；③为了身心健康地发展，最好是斩断早恋的情丝。注意尽量不要与异性独处一室，或走到僻静无人的场所，在关键时刻要保持冷静或努力使自己冷静下来。

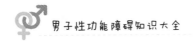 6. "初战" 不利并不意味着你 "无能"

在男科门诊接诊勃起功能障碍（简称 ED，俗称阳痿）患者时，经常会遇到一些男人，他们从来都没有过成功的性交（医学上称之为原发性 ED），并且不断地接受种类繁多的治疗，疗效却多数不尽如人意，系统检查后也很少有明显的发育异常。没有毛病却遭遇了大麻烦，那么问题到底出在哪里呢？仔细分析其产生原因，并采取积极有效措施，有助于帮助男人走出深陷的泥潭，重振男子雄风。

实际上，第一次过性生活遭遇尴尬的情况太多了，并不稀奇，但这却给"当事人"的心理和夫妻感情蒙上了一层厚重的阴影，甚至可以让他们中的部分人分道扬镳，这实在是有些不必要，或者说是小题大做了。一位痛苦的新郎在求救信中写道："我是一个阳痿患者（至少我自己认为是）。几个月前与我女朋友旅行结婚时，遭到了人生最大的打击。在品尝人生最美妙时刻的那个夜晚，却噩梦一样让我难以忘记。在做爱之前一切正常，我的阴茎也勃起了，可是当马上开始进入状态时，我的阴茎迅速萎缩了。那本来应该是我最美好的初夜，可是我失败了。后来我们又试过两次，都是大概相同的结果。我的女朋友（我只能这样称呼她，毕竟她还没有成为我的人）很理解我，她说让我先看病，她会等我，可我实在觉得自己对不起她。希望你们能帮帮我！"即将由男孩子变成男人的准新郎们，对洞房花烛夜充满了无尽的幻想，无不怀着既兴奋而又紧张、焦虑的心情，期待着那春宵一刻。然而，真的面对那一刻的时候，绝大多数又表现得不尽如人意，真正能够挥洒自如地度过那一夜的男人，并不多见。

新婚之夜，或第一次性生活失败不能说明患有 ED。一项大样本的调查和诊疗经验证明，新婚"阳痿"的男人中，只有 7% 是确实存在某种影响性功能的疾病或异常，而绝大多数的新婚"阳痿"男人，只是性经验不足，或者没有很好地把握性交时机。

新婚性生活失败原因是多方面的，不妨按照以下的几个方面自我对一下号，看看自己是否是真的 ED，还是仅仅是由于性生活经验不足所致，并相应调整：

（1）消除紧张、焦虑情绪：新婚小夫妻对性生活是一种心理上的长久期待和向往。第一次亲密接触，第一次把游移不定、朦胧的性欲变成了现实，这让双方都是在兴奋、激动、神秘、渴望、紧张、惊慌、疑虑不安、百感交集的情绪下跃跃欲试又茫然无措，特别是男方对性知识了解不够，担心性交失败的思想负担较重，性交前过分紧张均容易导致失败。

（2）熟悉对方的身体并了解一点基本的性生活常识：双方对生殖器官缺乏正确的认识，对性知识了解不够，不知道该如何进行性生活，以及如何才算成功的性生活。例如一些人不知道阴茎该插向哪里，插入后不知道还要抽动，还有人因为性交姿势不对而导致失败。

（3）消除性生活前的不利因素：现代的结婚过程往往很累人，必然要对体力和精力有极大的消耗，更换新的生活环境不习惯，婚宴酗酒等，均不利于男人充分发挥性功能。

我觉得，与这个"不幸"的青年类似的问题比较多，多数人是因为性生活经验不足所致，或过度疲劳，或夫妻间配合不够默契，或情绪紧张、焦虑和不自信，多可自我调节获得圆满结局。同时也建议妻子不要轻易放弃这样的男人，并向他们伸出援手。

在自我调整无效的情况下，可以考虑接受医生的咨询和诊治。医生的治疗效

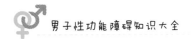

果比较明确，一般采用标本兼治的原则，去除或治疗原发病因，解除焦虑情绪，要求配偶积极配合治疗，同时配合立竿见影的方法，如口服"伟哥"类药物，或者阴茎海绵体内直接注射血管活性药物，让男人短期内迅速重振"雄风"，实现与妻子合二为一的零的突破，这对于增强男人的自信心、消除性焦虑都有很多益处。

7. 男人年过四十，性观念上别攀比

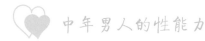

中年男人的性能力

当一件不太让人愉快的事情出现时，应该如何认识、如何对待、如何采取积极的措施去摆脱困境，始终是人类应该认真面对的。刚到不惑之年的王先生就感觉到在性生活中的力不从心，已经很难进行"连续作战"了，有时还要靠手来帮忙，而且精液射出的力度和量均大不如从前。这与几年之前相比让自己明显地不安起来，尤其是在饭桌上听到老同学们的调侃，以及电视广告中那些让人羡慕的猛男形象，越发觉得自己在那方面确实有点不行了，有时连想起床第之事都有些心有余悸，甚至害怕性生活。难道自己阳痿了吗？连妻子都似乎隐含着不满情绪。这让他产生了巨大的焦虑与不安。

勃起功能障碍（简称 ED，俗称阳痿）已经在男人们（特别是中年男人）的脑海里逐渐深刻起来，并成为他们茶余饭后的热门话题。男人的自我价值与男子汉的感觉，在很大程度上同他们对自己的性生活能力的认识紧密地联系在一起，尤其是中年男人更加在意自己的性能力，并将其看作是成功男人的标志之一，是男人强壮的象征之一。研究发现，ED 的发病与年龄成明显的正相关关系。一般在 40 岁以后，男性患 ED 的概率开始明显增高。40~70 岁重度 ED 的发病率为

5%～15%，而不同程度的 ED 发病率为 52%。故随着年龄增加出现的 ED 现象越来越多，并给男性的生活质量带来很大的不良影响。

 性能力大滑坡让中年男人明显不安

男人到了不惑之年，随着身体功能开始逐步走下坡路，诸多困惑也随之而来，性能力明显不如从前就是其中之一。对于中年以后的男人，最让他们担心的一件事情，可能就是要不断地面对性欲望和性能力降低，这可能是让绝大多数的男人都非常沮丧的事情。一想到自己即将青春不再、"雄风"全面丧失殆尽，还怎么可能高兴得起来呢。所以，中年人的心理状态是最不稳定的阶段，也最容易出现各种问题。很多男人会因性事不悦而感到不安，甚至痛苦。

性能力的下降是男人 40 岁以后正常的生理反应，是人类正常的生理规律，绝大多数的男人在中年以后都要经历性能力由高向低的转变阶段，最重要的是应该调整性观念。如果一个男人因性生活不满意而认为自己已失去性生活能力，那么他在事业、家庭生活和其他各个方面也很容易出现严重的失落感觉，甚至可能会导致夫妻关系的破裂或事业的败退。盲目地臆测自己的性欲望和性能力降低也是没有必要的，况且人的性欲望和性能力不可能一成不变，尤其是与年轻时候相比性欲望的波动可能更明显，即使是在最好状态阶段也可能存在一定的波动，要注意区别，以免因为要求的目标过高而产生失落感和错误的结论，并遭遇巨大的精神打击。因此，对自己性能力有一个正确的认识是明智的，也非常重要。

 科学看待中年以后的性能力下降

这一年龄段的男人，首先是体能会随着年龄的增长逐渐下降，机体分泌的性激素也会逐渐减少，体能和精力都逐渐"大不如以往了"，与高质量的性生活要求渐行渐远。其次，不惑之年的男人容易成为各种疾病攻击的主要对象，尤其是高血压、糖尿病、前列腺疾病等常见病，都会给男性的性功能带来不良影响。第

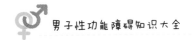

三，40岁左右的男人大多处在事业的高峰，家庭负担和社会责任都很重，各类应酬也较多，过度劳累和饮食无度将不可避免地影响性能力发挥。

事实上，步入中年的夫妻也有的人体验到了越发美满的性生活。但也许是因为朝夕相处，彼此不再像婚前那样具有新鲜感，或者因为工作压力、生活紧张等因素，让夫妻间的性爱过程很容易流于公式化，性生活的模式化、缺少变化和新意、缺少交流等也会影响到男人的性欲望，长期在固定时间、固定地点、以同样的方式来做爱，久而久之双方都有可能会厌倦，男人的"性弱势"逐渐显露了。此外，夫妻之间经过近多年的相处，让激情早已消失殆尽，平淡无奇的生活再难以掀起对性的激情火花。但这一切并不表明男人的性功能真的出现了异常。所以，一旦男人觉得自己的性能力"低下"了，不应该过分地猜测，而应该主动寻找解决的办法。建议中年男人要保持年轻的心，观念不要太封闭保守，保留新鲜感，同时营造浪漫的性生活气氛与情绪，并且不断地沟通学习，让生活越发多姿多彩，才能维系并创造更完美的性生活，再度制造辉煌，从而获得持久的快乐，哪怕进入了老年阶段，也是一样的道理。

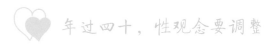

年过四十，性观念要调整

既然担心自己的性能力降低是这一年龄段男人关心的重中之重，那么不妨从此处着手，进行一番调整和改变是必要的，也证明了确实是行之有效的。因此建议，一旦性生活出现力不从心的感觉，首先应从心理上尽快接受这一事实，不要焦虑，不要一味追求年轻时性生活的那种激情感觉，也不要与其他的同龄人盲目攀比，这可能让你变被动为主动。

反映在性方面的具体问题包括：①接受不再"十分坚硬"的阴茎：中年男人的阴茎勃起硬度肯定不如年轻的时候，但这并不应该成为影响夫妻性满意程度的重要因素。对于多数夫妻来说，阴茎勃起的硬度只要维持在60%～70%就可以满足性生活的需求了。此外，中年男人阴茎的这种"让人不愉快"的变化还可能延长了同房时间，改善性生活质量，敏锐的夫妻是会体会到其中奥秘的。②以少胜多：中年以后的夫妻性生活次数必然要进行相应的调整，不要勉强去与自己年轻时候的性交频度攀比，不要在性生活数量上斤斤计较，而应该更看重质量。"小别胜新婚"就说明了一次高质量的性生活对夫妻双方的感受有多么重要。调整后的性生活次数可能要少了一些，但只要夫妻能够同时获得身心上的满足，哪怕性交的次数再少，仍然可以感受到情感和身体上的巨大满足。③以慢胜快：中年男人的性兴奋的节奏和性交速度逐渐减慢了，达到高潮的时间也延长了，这种变化从表面上看似性能力的降低，实际上却使得男人与妻子的性兴奋过程更加接近了，容易使夫妻性感受同步化，这种富于情感的缓慢动作对妻子更加具有诱惑力，也更加容易燃烧起妻子的热情，可以让男人感受到带给对方愉悦后的巨大快乐。

积极应对被动局面

解决问题的方法很简单，主要应该注意从以下几个方面着手，可能遏止中年以后男人的性能力下滑或防患于未然。

①心态的调整：在日常生活中要保持性格开朗、胸襟开阔，并保持一定的幽默感，而不要精神抑郁，封闭自己，从而建立起更多的自信心和生活乐趣；②性心理状态的调整：要充分地自信，相信自己的性功能是正常的、强壮的，不要盲目地进补所谓的"壮阳"药物和各种保健品；③注意自我形象：外表的干净和整洁可以让别人对你的精力和魅力同样地敬重，并因此而赢得有能力和精力充沛的感觉，这不但对别人很重要，对自己就更重要；④坚持参加体育锻炼，保持良好的身材和体重：注意加强腰部的锻炼，如骑自行车、慢跑等；⑤饮食调节：多吃对身体健康有益的食物，如新鲜蔬菜和水果，尤其是可以通过"食补"壮阳的韭菜、白瓜子、海产品等；⑥戒除不良的生活制度和习惯：平心静气地逐渐开始调节生活方式，改掉一些"伤性"的习惯，少吸烟、不酗酒、戒赌、尽量不要熬夜等不良习惯，不要让身体进入疲劳状态，并且保持时间充足而且有效的睡眠；⑦适当服用抗衰老的药物：维生素 E 和维生素 C 等具有延缓身体衰老和性衰老的作

用，可在医生的指导下服用；⑧定期接受健康检查：及早发现潜在的伤"性"疾病，尽早救治，可以让疾病对性功能的损害减少到最低限度。

此外，夫妻之间要多交流、短期可（在医生指导下）用一些保健品等措施都有一定的作用。在经过一段时间的家庭内自我调整无效时，应找专业医生咨询和接受必要的检查，最好夫妻同治。通常来讲，走进笔者门诊（男科学门诊）接受诊治的性功能障碍患者，接近 1/3 是求治性功能的，其中的绝大多数是中年男性，而这些中年男性中的多数并没有明显的器质性疾病，性功能下降多在情理之中，并非属于 ED 范畴，只要进行必要的调整就完全可以走出 ED 疾病的阴影。但是，一旦他们因为性功能问题盲目地与自己以往年轻时的性能力或商业炒作的猛男相比，必将造成巨大的紧张焦虑，甚至不惜花费大量的金钱求治，其结果往往是不佳的，也是不值得提倡的。

8. 人老病缠身，有"心"却无"力"

全身的一般健康情况处于良好状态是男人正常发挥性能力、行使性功能的重要前提和基础，老年人更加不例外。人老了，各种疾病也接踵而至，许多老年男子常慢性疾病缠身，让老男人不敢和不能尽"性"。一些男人担心性生活是否会对健康以及生命的安全构成威胁，望"性"却步，不顾及配偶的情感需求；另外一些人则会因为疾病对性能力的影响而过度恐惧、焦虑和痛苦，同时可能不顾及身体健康状态而勉强为之，给自己的身体健康带来巨大的威胁。

走进诊室要求咨询的赵先生年纪 57 岁，一场突如其来的疾病将其"性"福全部带走了。不久前，赵先生在紧张的工作中突然发生了心肌梗死。康复出院后虽然逐渐恢复了日常工作，而性生活问题也提到了议事日程上。出于对健康和生命的安全考虑，赵先生本计划彻底放弃性生活，但从性生活中获得快乐和满足的本能诱惑，以及为了满足妻子的性要求和维系夫妻感情的需求，又让他实在难以割舍，始终处在一种矛盾的状态之中。心脏病让赵先生在"性福"与"性命"之间两难抉择，两者都难以割舍。像赵先生这样的中老年男子是很多的，他们在患有急慢性疾病后，应该如何面对性生活问题，让他们左右为难，而这个问题毕竟这涉及两个人的"性"福。

心脏病（心肌梗死、冠心病、心绞痛等）患者都首先会为自己的生命担忧，而性生活毕竟不如生命来得重要，在没有获得生命的绝对安全的保证之前，绝大多数人是不愿意"冒死"做爱的。实际上，心脏出了毛病是否意味着性生活的结束，是一个非常严肃的问题，并不是简单的"是"或"否"就可以回答的，需要用科学的态度对患者的具体情况具体分析，才能让可以获得"性"福的男人们放心地步入爱河，并小心地避开危险。心脏病患者担心在性交时的用力和兴奋会加重心脏的负担，可能导致突然死亡，也不完全是杞人忧天。那么，有没有科学的方法来判断心脏病患者是否可以承担性生活的重荷呢？科学家们研究了一种验证方法，即"踏车运动"试验。踏车运动所付出的体力和心率水平相当于普通性生活的两倍。如果心脏能够承受踏车运动的"考验"，那么他也应该能够经受住夫妻性生活的考验。此外，患者也可以自我验证自己的体力，如果你能够登上两层楼、做一次轻快的散步或完成日常工作而不会觉得心悸、气短、乏力等，你也应该能够负担得起性生活所需要的体能。对于一个首次心肌梗死而且没有明显合并症（如心力衰竭和心律不齐）的患者，假使他能耐受使心率升高到每分钟110～120次的运动而不出现心绞痛或严重呼吸困难，则无例外地可以恢复性生活。对某个具体患者能否恢复性生活疑惑不决时，则在患者家里用 Holter 监测装置进行性生活时心电图监测将有利于做出决定。

高血压在老年男子中的发生率较高。需要忠告高血压患者的是，尽管不幸患有高血压，也没有必要恐惧性能力的降低而拒绝选择服用抗高血压药物，不应该忽视高血压对人体的危害，千万不要放弃对高血压的治疗。比较理智的做法是客观地面对现实，寻求医疗帮助，让专业医生帮助你选择对性功能影响最小或没有影响的药物，接受专科医生对性生活的指导意见，同时积极地进行家庭内的饮食、运动、精神心理等生活制度和生活态度的调整，可以有效地阻止高血压带来的性功能减退的步伐。值得注意的是，高血压患者出现头痛、头昏，低压在120毫米汞柱以上时，不宜过性生活。

此外，老年人常常出现的许多其他疾病，对性生活肯定会有一定的影响，要客观分析，采取相应对策区别对待，必要时寻求医疗帮助。例如，对于合并性功能减退的前列腺疾病、糖尿病、骨关节疾病等患者，我们只要很好地控制了原发疾病，性功能就会恢复一部分。

一些中西医结合的方法可以应用，对于雄激素水平低下的人可以适当补充雄性激素；为了有一个立竿见影的效果来给老年人"鼓劲"，"伟哥"类药物是可以适当服用的，但是也有相应的适应证，而且要从小剂量开始用起，并应该得到专业医生的咨询和具体指导。老年人改善性功能的全身用药会有一些副作用，因此我们更建议选用一些局部的治疗方法，如负压器装置、阴茎海绵体内血管活性药物直接注射等，老年男人可以自己在家里进行。

9. 怎么会产生早泄的

早泄的病因非常复杂，一般认为多数患者的早泄是与精神心理因素有关，是由于大脑的性中枢兴奋性增强所致，部分患者是由于某些疾病所引起。

（1）精神心理因素：主要是在于男人对于自己配偶的过于强烈的感情，使得射精中枢对射精反射的随意控制能力减退或丧失。如对自己的妻子过于崇拜和敬仰，总希望能够在性生活中尽量来体现自己的男子汉形象，让妻子获得最大的满足，但事与愿违，越是希望表现好却越是糟糕，由于紧张、焦虑、负罪感、担心性交失败或早泄，反而让男人迅速溃不成军；相反的情况更容易理解，对妻子感情淡薄、畏惧和敌视，或者另有新欢，婚内的性生活无非是应付之举，因而希望快速草率地解决"战斗"，久而久之养成了"办事"快速的习惯。

（2）性无知和性经验缺乏：这种情况最多见于新婚夫妻，尤其是在度蜜月的夫妻，早泄已经可以说是最常见的现象了，这是由于新婚夫妻缺乏性知识、性生活中不善于把握对方的心理和生理特点、性经验不足、彼此配合缺乏默契等均容易造成"洞房"里的不愉快；有一些男人可能由于一次或几次的性生活失败，造成了沉重的思想压力，可以引起一系列的恐惧、焦虑等诱发早泄的心理因素；有些男人长期放纵自己的感情，沉湎于声色之中，也可诱发早泄。

（3）性生活的环境条件不佳：在一个不利的时间和不利的地点，选择一个不合适的性伙伴进行性生活，常常会因为担心被别人发现、不良环境影响到心情等因素，而出现兴奋、刺激、焦虑、不安、恐惧等情绪，容易让男人出现各种性问题，而早泄是其中比较突出的问题，此时的男人往往难以自我控制而导致早泄，如婚前性交和境遇性性交都可以引起早泄（图3）。

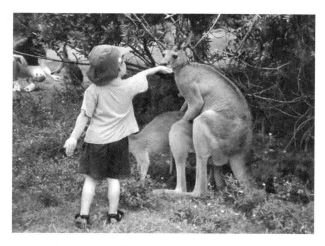

图3　孩子，别在"关键"时刻打扰我们啊！

（4）手淫心理：手淫者由于受到传统礼教观念的影响，认为手淫是一件羞人的事情，不希望让别人知道，而同时又难以拒绝手淫带来的巨大的身心愉悦，因此在进行手淫的时候常常不自觉地成了快速获得高潮的"快枪手"，即使在婚后的部分"快枪手"也难以完全纠正以往的"毛病"。此外，部分手淫有害论者，还常将手淫与性功能障碍，尤其是早泄密切联系在一起，也让部分男人难以在性生活中取得优良"战绩"。

（5）缺乏生育知识：对于暂时不计划要孩子的夫妻来说，因为担心性生活中妻子会怀孕，可以让男人十分紧张焦虑，而在选择避孕措施时又很茫然，没有一个科学的计划，有些男人甚至选择体外排精等措施避孕，使得男人在性生活中难以尽"性"，也容易出现早泄。

（6）性生活不规律：主要是指性生活频度比较少的男人，如有的男人因为担心性生活过于频繁而影响身体健康而严格限制性交次数，这样的男人往往在性交过程中难以有较长的性交时间，往往一触即发；长期禁欲后的解欲者，也可以出现功能性的偶发性早泄。

（7）各种疾病：器质性早泄可由于阴茎的感觉过于敏感、感觉神经的兴奋度增高、射精中枢的域值降低所致。主要包括的疾病有泌尿生殖系统的炎症，如慢性前列腺炎、慢性精囊炎、慢性睾丸附睾炎、精阜炎、后尿道炎等；包皮过长或包茎患者，以及包皮系带过短者；精神系统疾病，如躁狂型精神病、抑郁症等；糖尿病；神经系统疾病，如神经多发性疾病、脊髓肿瘤、脊髓外伤、脑血管意外、酒精和吗啡中毒者等，都可能存在早泄问题。

（8）过度劳累和身体的过度虚弱：婚后的房事过度、工作负担和压力过于沉重、繁重的体力劳动后、疾病刚刚恢复后不久的虚弱状态等，都容易诱发早泄以及其他的性功能障碍。

以上是诱发早泄的常见诱因，实际上具体到每一个早泄患者，产生早泄的原因可能是多方面的，也就是可能同时存在多种因素诱发早泄。我们认识早泄诱因的目的，主要是为了在生活中尽可能克服这些因素，或者在进行性生活时尽量回避这些不利条件，才能让男人远离早泄。

10. 早泄的严重危害在哪里

早泄男人在过性生活时，绝大多数是可以获得性快感的，并达到性满足，这是男人的性生理特点所决定的。但是，射精速度过快，使本来就不容易激发性欲高潮的妻子难以达到高潮，因而使男人感觉到无比的沮丧，并可能丧失了对性交的控制能力和性兴趣。长久下去，必然要给男女性和谐的美满程度带来负面影响。性不和谐中的最常见的杀手就是早泄，早泄使性伙伴不能够在性生活中获得满足，而婚内性生活的不满意和不和谐是个别人寻找婚外情、乱交和第三者插足的重要导火索。尽管早泄是男人性功能中的小问题，但却潜伏着巨大的夫妻情感危机。

一些结婚多年的夫妻，尽管男人存在着早泄，妻子可能从来也没有感受过性高潮的滋味，从表面上看，夫妻和睦异常、彼此相敬如宾，性生活也有计划地定期完成，一切都显得那么和谐美满。但是，平淡无奇的安稳生活背后预示着猛烈的爆发。不甘寂寞的男人或女人可能开始拨动了不和谐的第三根弦，寻找婚外情，或者使第三者插足有了机会。

与缺乏色彩的婚内平淡、乏味的性生活相比，外部的片刻欢娱尽管是畸形的和充满危险的，但是在调情、追逐、接近"得手"的激动和纵情寻欢时的狂喜，对于男人和女人无不充满难以抵御的巨大诱惑，因此可能鼓起了部分人的冒险勇气。要想杜绝这些不愉快事情的发生，稳定家庭生活的和谐和美满，从婚姻内部找原因，根治早泄，可以密切夫妻的性生活和夫妻感情，是可以起到一定的"治本"作用的。

此外，由于早泄还可能与部分危害身体健康的疾病相关，因此是不容忽视的。

11. 新婚"早泄"情有可原

新婚"早泄"发生的频度是比较高的，并因此而让许多小夫妻败了"性"，让男人在娇妻面前难以抬起头。尽管一些男人可能具有一定的性知识，但是其中的道理往往难以讲得十分清楚，因而其"底气"就不那么足了。困惑之余必然带来许多的抑郁和焦虑情绪，并容易与自己的以往性经历，尤其是不良性经历结合起来，造成了巨大的烦恼。

一位青年在咨询信中写道："我是一位刚刚结婚不久的男青年。性生活时，总是感觉到自己对射精缺乏控制感，性快感也因此下降了许多，所以没多久就射精了。可能有人要说这是早泄，但我却不愿意承认。因为我记得自己小时候手淫时，可以把射精控制得很好，能持续较长的时间，只不过后来手淫多了，射精就快了，也感觉对此失去了控制，另外性快感也减退了好多。本来以为这种情况在结婚后真实性交中会有所改观，但现在看来还是一样。为了延长勃起的时间并阻止射精，我曾经在阴茎上加上橡皮筋或束带之类的东西，但是一切努力都没有用。请问医生，在这种情况下应该怎么办呢？有没有一些简单实用的方法可以帮助我解除烦恼呢？"

新婚小夫妻，刚刚获得"合法"性生活的"许可"，难以控制自己的激情，沉湎于性生活所带来的甘美，这是合情合理的，但随之也会带来一些问题，如来信中提到的对射精缺乏控制感。新婚后的一段时间内难以控制自己的射精过程，是在情理之中的，多数新婚丈夫会遭遇到这种情形。尽管极个别人可能存在影响射精控制的器质性疾病，但绝大多数是由于性经验不足所致，只要在性生活过程中经过适当时间的摸索，几乎都可以恢复完美和谐的性生活。当然，这段摸索时间是具有明显个体差异的。夫妻双方积极主动参与探索的，可以明显缩短这个过程；而反之却可以明显延长这个过程；极个别夫妻可能始终没有过完美和谐的性生活。

来信的青年人不愿意承认自己患有"早泄"，我也认同他的观点，毕竟夫妻同居的时间很短（新婚），因而他的这种情况并不属于早泄范畴。难以控制射精现象即使在"老夫老妻"之间也是比较常见的。已婚多年的夫妻，由于某些原因而经历短期分居后的重聚时，往往在头一次或头几次性生活中也会出现射精过快现象，难以控制自己的激情，但很快会逐渐恢复。

所以，千万不要为了延长勃起的时间而阻止射精，在阴茎上加上橡皮筋或束带之类的东西，并不是解决问题的根本办法，也不可能真正阻止射精，况且可以因为阻碍了精液向尿道外的排放，很可能使精液东闯西突，最后可能走了后门，进入到膀胱内，形成逆行射精，这对男人的后尿道和膀胱有一定的影响，容易患局部的感染性疾病，并因此可能使男人不生育。

12. 婚前的过度手淫能否造成婚后的早泄

对于手淫问题，目前性学专家、医生和老百姓普遍接受的观点是，手淫是标准的性行为的一种，是性活动的不可分割的部分，与夫妻间的性交具有同样的作用，有规律的手淫可以宣泄人体多余的性能量，是未婚青年的主要性活动方式，是健康而无害的，绝大多数人可以在婚后自然过渡到夫妻间的性生活。对于某些特殊人群，例如独身、分居、离异、丧偶以及某些残疾者，手淫还具有重要意义。手淫之所以成为许多不"性"者们的攻击目标，仅仅是因为在手淫的时候伴有的内心的极大程度的焦虑和犯罪感觉，并因此而造成了种种"意想"之中的"恶果"。由此可见，手淫的危害不在于手淫本身，而在于对手淫的种种误解。

青春期发育成熟之后，男性有了性冲动和性欲望，多数男性在不知不觉中学会了手淫。但是，由于多年的手淫"有害"论，使得许多青年人背负沉重的思想包袱，从而产生焦虑的情绪。由于性活动的"隐秘性"而具有避人的特点，患者总希望尽快射精获得快感，久而久之就养成了射精过快的习惯。此外，一些人沉迷于手淫带来的快感，使得部分男性在婚前养成了过度频繁的和快速的手淫习惯。这些均是造成婚后射精过快和性快感减退的重要原因。由于这些原因造成的"早泄"，以及新婚带来的"激情放纵"进一步加重了的"早泄"，完全可以在以后的夫妻生活中克服。

13. 过度手淫会影响射精时的快感吗

过度手淫能否造成射精快感降低的问题也困扰了相当多的男人。在许多书刊描述性高潮时都提到，输精管发生强烈的收缩，使人产生强烈的快感。一旦过度手淫者在射精时感觉不到那种收缩感，当然也就缺少快感，并很容易将快感下降与以往的手淫结合在一起，因而怀疑是手淫惹的祸。

成年男性在射精的同时达到性高潮。射精时感觉不到明显的收缩感，因而缺少快感，难于从性生活中获得身心两方面一定程度的满意，一般不属于疾病范畴，但确可以影响夫妻之间的感情和性经验交流，久而久之将会导致夫妻对性失去兴趣，出现性欲减退和性冷淡，甚至导致情感危机，是夫妻生活中的不可忽视的大事。因此，积极寻找造成这种现象的原因，努力去除不利因素是积极的态度。

男人达到性高潮时，输精管发生的强烈收缩，的确是使人产生强烈快感的重要原因，但绝对不是唯一的原因。性高潮时的阴茎肿胀坚硬程度、阴囊的强力收缩上提、精囊前列腺的收缩、盆底肌肉的充血肿胀、全身肌肉痉挛、呼吸加快、心跳加快、皮肤黏膜充血潮红等均参与了人体的性高潮过程。尽管我们一再宣传手淫无害，但是任何事情都要把握一个"度"的问题。一些人在婚前沉迷于手淫而养成了过度频繁的手淫习惯，对婚后的性生活可能有一定的不良影响。过度手淫可以使得男人的性器官对局部刺激的敏感性明显下降，阴茎、阴囊、输精管、精囊、前列腺、盆底肌肉及全身肌肉在达到性高潮并出现射精时的收缩强度均明显降低，因而会影响男性的性感受，表现为性快感减退或消失。因手淫过度导致的性神经衰弱，可以表现为多器官和系统的改变，如精神萎靡、体质下降、注意力不集中、失眠多梦、耳鸣心悸等，也可以影响良好的性感受。过度手淫确实还可以诱发一些泌尿生殖系统的疾病，如遗精、勃起功能障碍、慢性盆腔充血、前列腺炎、精囊炎、尿道炎、精索静脉曲张等，还需要专科医生进行诊治。所以，过度频繁的手淫还是要适当节制的。

但是，造成性快感减退或消失的原因，可能不仅仅是过度手淫，还应该从多方面考虑，只有去除了一切的有害因素，才能彻底恢复正常的性感受。

人是具有感情的高级动物，情感的强烈程度也是性高潮的重要组成部分，夫妻间感情和谐，对性快感的强烈程度具有明显的影响。对妻子的敌视、厌恶、怨恨、淡漠等都会抑制性快感，一定要克服，并通过夫妻间情感的密切来恢复性感受。个人因素在缺少快感中起重要作用，多种的抑郁、焦虑、恐惧、自责、担心性反应不足等情绪，使得无法自然地面对性生活，产生"操作焦虑"。此外，不良的环境、生理和心理因素也对性快感具有一定的影响，如住处不严密、床铺不舒适、强烈的声光干扰、身体不适、经济拮据、工作不顺利、家务事繁杂等，都可能成为境遇性的性快感缺乏的原因。科学的性知识和性技巧缺乏在一些男性中还是存在的，也应该进行必要的调整。封建的传统意识在部分人群中还是存在的，对性快感的追求似乎与低级趣味和下流密不可分，许多人可以与同性别朋友谈论自己的性生活，夫妻间却不愿公开谈论两性间的事情，缺乏性交流，因而限制了部分男性的性感受。

14. 部分慢性前列腺炎患者是如何成为"快枪手"的

慢性前列腺炎患者中的部分人，可能会对自己在性生活中的表现十分不满意，而最多见的是对性生活的时间不满意，射精时间太快了，还没有充分感受"性"所带来的欢娱，就溃不成军一泄无遗了，这也就是我们常常听说的"快枪手"，医学上叫作早泄。尽管个别学者还坚持认为：慢性前列腺炎不会造成患者的早泄，但是大量存在的事实无疑充分证明了两者的某种特殊"关联"，重要的是应该如何对这种现象进行解释和必要的矫治。

前列腺是男人射精所必经之路，前列腺的炎症势必会影响到男人对射精过程的随心所欲的"把握"程度。患有慢性前列腺炎时，患者的性冲动、射精域值均可能降低；前列腺的炎症对前列腺内部神经组织过度刺激，使其兴奋性降低；前列腺长时间的充血水肿可以影响射精能力和射精时间；自主神经功能紊乱以及性心理异常等均是前列腺炎患者产生早泄的原因。

此外，慢性前列腺炎患者，由于疾病的久治不愈，给患者造成了极大的精神负担，往往有严重的精神心理异常，可以产生严重的紧张和焦虑情绪，而这些不良的心理状态也刚好是早泄发生的重要原因。

15. 慢性前列腺炎会影响射精时的快感吗

一些慢性前列腺炎患者会向医生反映，自己在射精的时候缺乏快感，并询问是否是由于前列腺炎引起的。那么，前列腺炎会影响射精时的快感吗？

有些慢性前列腺炎患者可能以性功能障碍为首发表现而向医生求助。根据作者本人诊治的 607 例慢性前列腺炎患者的研究发现，有 372 例（61.3%）可以出现不同程度和不同形式的性功能障碍。慢性前列腺炎不会对性功能有直接的损害作用，而是通过炎症性充血肿胀以及较大的精神心理压力的间接作用来影响性功能。

在疾病的早期，性欲望减退较为常见和明显，并可以作为疾病的首发症状，患者可因性欲望受到影响而出现顾虑重重、精神紧张和情绪低落。

前列腺的长期炎症刺激与充血、腺体萎缩等可以持续性地刺激射精管，导致局部对性冲动和性刺激特别敏感，容易产生性反应而出现早泄或射精过快。久而久之导致射精管和射精的神经反射系统的疲劳与不敏感，患者的性冲动、射精域值均可能降低；前列腺的炎症对内部神经组织过度刺激，使前列腺兴奋性降低；前列腺长时间的充血水肿可以影响射精能力和射精时间；自主神经功能紊乱以及性心理异常等，性快感因此而大打折扣或完全消失。此外，长期慢性的炎症刺激，使得高级中枢得不到适当的休息与功能调整、失眠多梦、体质虚弱、体力衰竭等也是患者性快感缺失的重要原因。由于炎症的作用，致使性兴奋阈值的改变，有时也会导致射精延缓、不射精。

所以，在治疗前列腺炎的同时应耐心进行性心理疏导，多数患者的性功能异常症状有所改善，经医生仔细解释，多数患者可以自行恢复性欲和射精时的快感。

理论上讲，对前列腺炎的有效治疗可以使多数前列腺炎患者局部疼痛不适、排尿异常、自主神经功能紊乱、异常性心理等不良因素获得明显改善，因而建立起良好的局部生理反射机制，并可以逐渐恢复正常的性生活和性感受。临床实践也证明，多数患者随着前列腺炎的治愈，各种形式的性功能障碍也会有不同程度的改善，包括性感受。少数患者尽管无性心理异常因素而存在性欲减退和性快感降低，随前列腺炎症状改善，其性欲与性快感也有所恢复，但还不能完全恢复到前列腺炎发生以前的正常功能状态。

慢性前列腺炎造成的性功能障碍尽管在原发疾病治愈后，部分患者仍然不能完全恢复性功能，或者性功能根本没有任何改善，因此还应该按照性功能障碍的治疗方法全面分析诊治。由于各种性功能障碍往往单靠一种治疗方法难以取得满意效果，因此常采用多种方法联合应用的综合治疗措施。

16. 中年人为何突然早泄

孙先生从来没被早泄的问题困扰过。作为一名体贴入微的好丈夫，他总是尽量满足妻子的全方位需求，希望自己能配合妻子的节奏。可是，在刚步入四十岁后的不久，孙先生第一次遭遇了性生活的当头棒喝——早泄，甚至连勃起都不那么坚挺了！接连两个月，他都无法成功完成性生活。

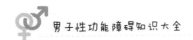

"不敢相信这是真的！我的性能力一向都很好，年轻时都没有这个毛病，怎么现在反而控制不了自己了？"门诊上，孙先生痛苦地向医生寻求问题的答案。

通常大家对早泄的定义是，因为阴茎对性刺激过于敏感，性中枢激发射精的阈值较低，从而造成很短时间的性接触即引发射精。时间长短成了大多数人判断早泄与否的重要标志。但是，中年人突然出现早泄，往往不仅是性爱时间过短的问题。早泄分为原发性和继发性两种。那些阴茎过于敏感而导致极快射精的通常从第一次性行为开始便早泄，称为原发性早泄，常见于年轻人。而中年人中则常见继发性早泄，表现为发病前性功能正常，但在一次性生活时突然出现早泄。像孙先生这样，虽然有着强烈的自我控制意识，仍然无法完成性生活，并且伴有勃起不坚特征的，就很可能是因为维持勃起能力不足造成的继发性早泄。

出现这种问题的中年男性，往往在一段时间内出现过精神过度疲劳，生活和工作压力较大等问题，甚至伴随着内分泌紊乱的症状。如果在过性生活时，他们还特别想满足妻子的需求，这就会进一步加剧其焦虑心理，影响到副交感神经对勃起能力的控制，从而导致雄风不在。

不过，要解决这个问题也很并不困难。通过服用治疗勃起功能障碍（ED）的有效药物，如选择使用西地那非、伐地那非等5型磷酸二酯酶抑制剂，解决了维持勃起能力的问题，多数男人就能过上正常的性生活。如果能够经常锻炼身体，保持精力旺盛，就会让勃起能力更快地恢复，从而从根本上解决这个问题。

17. 中老年人射精无力有什么办法可以改善

人到中老年阶段，整个身体的体能和素质都有所降低了，可能因为年龄增大的缘故吧，相当多数的男人会出现射精感觉无力（每次射精都好像是流出来），也缺乏快感。这种现象算不算是一种病？有没有办法改善？是许多中老年男性广泛关注的问题。

长久以来，人们对男子的性能力就充满了无限的崇拜和各种各样的遐想，性能力成为衡量男子特征的一个重要标准。每一个男子无不渴望自己的性能力能够更加强健、衰减速度能够变慢。随着年龄的增加，中老年男性必然要出现不同程度的性能力逐渐减退，主要表现为性欲低下、阴茎勃起不坚挺、射精无力、精液量少、缺乏快感等，这是不以人的意志为转移的自然的发展规律。研究报道，在40～70岁年龄段中，51%的男子患有不同程度的勃起功能障碍，俗称阳痿，简称ED（erectile dysfunction）。

性能力减退直接影响男子汉的自尊心、夫妻感情及家庭稳定，成了中老年男子的难言之隐，渴求通过药物或某种方法来改善性能力也就在情理之中了。随着生活水平的不断提高，人们已经不再仅仅满足解决温饱的问题了，提高和改善生活质量，包括性能力的改善，成为多数成年男子的迫切需求。与强大的社会需求相呼应的是短时期内出现了滋补壮阳类保健品市场的极大繁荣。

目前，市场上壮阳类保健品泛滥，且过度地夸大其功能和疗效，但往往无一能够达到满意的治疗效果，而只能起到保健的作用。有许多壮阳保健品药物还含有不同含量的化学合成药物的成分，给服用者造成了不良的影响，有些药物对人体甚至是有害而无益的。已经有报道，一些壮阳保健品内含有西地那非（俗称"伟哥"，商品名"万艾可"）成分，这既不利于我们准确判断万艾可的治疗量，也难以估计保健品内的其他成分是否会对万艾可产生不良的相互作用。而许多壮阳保健品中多含有不同含量的雄激素类成分，服用后可以抑制人体内源性雄激素的正常合成与分泌，造成内分泌功能紊乱；长期服用这类保健品，尤其是对于合并前列腺疾病的中老年男子有较大的危害，可以加重病情。况且，并不是雄激素水平越高，男子的性能力越强健。所以，不要迷信和盲目地服用各种壮阳保健品。

解除思想压力，掌握科学的性知识，走出性贫乏的误区，树立正确、健康的性观念，并积极地进行全身及局部肌肉训练是性保健及改善性能力的重要手段，这往往比任何滋补壮阳药物都有效果。如进行散步或慢跑、打太极拳、游泳等，还可以通过简单易行的提肛动作（收缩肛门）来锻炼直接参与性生活的阴茎及盆底肌肉的功能。

值得一提的是，一些中老年男子可能合并一些影响性能力的疾病，如高血压、冠心病、动脉硬化、糖尿病、精神神经系统疾病等，而治疗这些疾病的药物又可能不同程度地进一步削弱了性能力。部分男子为了追求性能力的完美，甚至不惜以性命为代价，主动放弃治疗这些原发疾病的药物，转而服用大量的壮阳保健品和其他一些治疗性功能的药物，给自己的身体健康带来了极大的威胁和隐患。这种做法是不值得提倡的，也是不明智的。性能力对一个成年男子是非常重要的，但它绝对不是最重要的，人的生命才是最重要的。俗话说得好："留得青山在，不怕没柴烧"。尽管某些药物可能会影响到性能力，但只要彻底治愈或基本控制了影响性能力的疾病，就有可能成功地走出困扰性能力的阴影，重振男子汉雄风！

18. 慢性前列腺炎并非 ED 的直接元凶

因 ED 而惹来前列腺炎是某些现代媒体传播的一个理念。满面愁容的小文在向医生讲述着自己患病两年以来的痛苦和诊治疾病的遭遇。"我是一个再普通不过的打工仔，好不容易娶了个媳妇，洞房花烛夜就让我败下阵来了，可是在结婚以前我的阴茎勃起还是很好的呀，而且一直身体健康，啥毛病都没有。当闹洞房的最后一批客人走后，我迫不及待地将她拥进了怀里，近乎疯狂的激吻让我的下体有了明显的反应，渐渐地胀得让我受不了。脱去彼此的衣服后，再次搂抱住她略带颤抖的身躯，让我更加难耐，毫无性经验的我在一阵忙乱之后发觉阴茎没有能够进入到她的身体里面，而对方却两腿僵直，面现痛苦无助的表情，这让我的激情顿然全消，一夜无眠。以后几天里的连续几次努力尝试也没有任何结果，总是一到关键时刻阴茎就疲软了，根本不听指挥。我彻底绝望了，选择了求医，也同时开始了噩梦般的岁月。按照广告宣传，我找到了第一家医院，医生给我检查了前列腺，并说我患了前列腺炎。我平时什么毛病都没有，也没有任何不舒服的地方，怎么会得前列腺炎呢！我断然拒绝了医生的治疗，并重新选择了一家做过大量广告宣传的医院，诊断仍然如此。当我第三次选择了一家几乎家喻户晓的广告医院，还是没有躲过前列腺炎的诊断，医生说是前列腺炎导致了我的阳痿，对了，他们叫勃起功能障碍（ED）。我相信了，并接受了治疗。1年多的治疗，吃了数不清的消炎药，也挂水好长时间，后来还进行了微波和前列腺穿刺，都没有能够让我重新获得做男人的本领，反倒渐渐地出现了小腹不舒服的感觉，看来的确是前列腺炎让我倒了大霉。此外，不仅多年来辛苦积攒下的几个钱荡然无存，还欠了别人不少外债。我该怎么办？"

 ## ED 的直接元凶并非慢性前列腺炎

望着痛苦不堪的小文，医生翻看了他的全部诊治病例，随后进行了生殖器官发育情况的详细检查和勃起功能的专科检查，然后告诉他："前列腺炎的确可以伴有 ED，但是没有前列腺炎的存在也可能出现 ED。现代医学认为，完整和谐的性功能需要具有发育完整、正常的内外生殖器官、神经反射系统、内分泌系统以及阴茎的血管系统。尽管某些慢性前列腺炎患者可能以各种性功能障碍，尤其是以 ED 为首发表现而向医生求助，但是慢性前列腺炎对上述的各个系统基本上没有直接的不良影响，因此上不会对性功能有直接的损害作用，而仅仅可能是通过间接的作用来影响性功能。例如下腹会阴部的疼痛不适、阴茎勃起与射精疼痛以及较大的精神心理压力所致。实际上，多数 ED 与慢性前列腺炎没有什么瓜葛，你的情况基本上就可以判定与前列腺炎无关，毕竟你从来也没有任何临床症状，更没有出现过下腹会阴疼痛不适、阴茎勃起与射精疼痛等，应该重新考虑问题的症结。至于许多广告宣传，多有夸大和不实之处，并不可信，也不难识别。""那么，到底是什么原因会让我如此无能？"小文疑惑地问道。

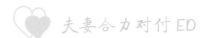

重新寻找 ED 的罪魁

"从初步的检查结果来看，你的发育和生理功能是完全正常的。根据叙述，你的问题可能出在两个环节上。第一，由于新婚的劳顿，尽管激情很是强烈，毕竟体力难支，仍然难以坚持下去，再加之缺乏性经验，慌乱之中没能找准"目标"也浪费了你的体力、耐力，乃至你的精神状态。由于性生活失败所带来的较大的心理打击进一步影响了你后来一些日子里的表现。第二个原因可能出在你的妻子方面，她也明显没有性经验，尤其是初次性交的羞涩、紧张和疼痛使得她的配合也不默契。""还有好办法让我恢复正常吗？"小文迟疑地问道。

夫妻合力对付 ED

看来，以往一系列不合理的治疗应该停止了。在停止药物、微波和前列腺穿刺一段时间后，你的不舒服症状将会逐渐减轻或完全消失，必要时还可以使用一些非抗生素类药物帮助恢复。至于性功能的恢复，应该按照 ED 的治疗方法全面分析，既然原因可能来自双方，就需要你们夫妻共同来完成了。

首先，夫妻双方都要放下思想包袱才好轻装上阵，同时要了解性常识和必要的解剖知识，熟悉对方的身体结构，才能做到有的放矢。其次要选择温馨幽雅的环境尝试再次性交，加强性交前的"前戏"以增加彼此性器官的分泌液，可以减少性交的痛苦和恐惧，在生殖器官选择使用润滑剂也可以考虑。必要时可以使用改善阴茎勃起的药物"保驾"，以确保性生活的成功。最后，如果上述办法仍然不能奏效，才考虑接受医生的全面系统诊治。

19. 40岁时早泄，是不是"阳痿"的前奏

"人到中年万事休"这句"至理名言"让一些男人体会得淋漓尽致，刚刚迈入40岁门槛的陈先生就遭遇到了多种不如意。工作上的不顺心还没有理顺好，一大堆家务事又找上了自己，而最不幸的是一贯驾轻就熟的房事也险象迭生，好几次的"性"事都十分不幸，每次总是坚持不了多久就"缴械投降"了，妻子难以获得满足后的唠叨更让他有苦难言、十分恼火又沮丧，往往对任何事情都心不在焉，渐渐地连勃起也十分困难了。联想到老同学们的忠告：40岁以上人发生早泄，很可能就预示着会发生阳痿（医学上称为勃起功能障碍，简称ED）。陈先生从此一蹶不振，真正成了"挺、坚"难的男人。

类似陈先生的例子并不少见。这些男人往往在遭遇早泄的时候，阳痿接踵而至，让他们措手不及，有些人还形象地推定出：40岁的男人出现早泄是阳痿的前奏。这个观点在相当部分的男人中很有"市场"，误导了一代又一代的人，并使他们中的多数受害不浅。因而中年男人也是名副其实的难人，顺理成章地有感而发出一些生活感慨也就毫不奇怪了。

中年男人果真在出现早泄后一定要伴随阳痿吗？让我们来分别看看阳痿和早泄到底是怎样发生的？它们之间是否有必然联系？

阳痿的发生是与年龄有肯定关系的，成年男子的年龄越大，则性能力越低下，出现阳痿的概率也越来越高。根据国外一项大样本的调查结果显示，40岁以上的男人中，52%受到ED的困扰。

尽管有人曾经提出：中年以后的男人的生理特点和性经验对于控制射精能力和防止早泄还有些好处。但是人到中年，来自于家庭和社会的精神压力、事业上的紧张焦虑和过度疲劳，让最优秀的男人也倍感艰辛，疲倦劳乏之感油然而生不足为奇，这也是中年男人早泄发生率增高的重要原因。此外，如何判定早泄，也

让部分男人摸不着头脑，单纯凭借个人的认识和感觉来判断自己的性能力，将本来正常的性交过程认为是早泄而自添烦恼。例如，有的男人将偶然的几次射精过快或难以控制认为是早泄；还有的男人性交时间可以持续十几分钟，仍然认为自己是早泄患者。实际上，男人在许多情况下都可能出现性交"失控"的情况，例如过度疲乏、患病、紧张焦虑、心情激动、久别重逢等。而早泄只属于那些有持续稳定的性生活、性交时间少于 1 分钟、或勃起的阴茎难以进入阴道就射精、或性交时间较以往明显缩短，并持续相当长的一段时间（一般在 3 个月或以上）的男人。

中年男人"性"趣低下，阳痿、早泄的发生率逐年增高，这是公认的事实。因而，两者偶然"遭遇"的机会必然很多。这让许多男人感觉到，早泄可能经常会与阳痿结伴而至，或依次降临，俨然是"患难姐妹"一样。但是对于多数同时遭遇早泄与阳痿的男人，早泄与阳痿并没有必然联系，甚至可能没有任何关系，仅有极少部分 ED 者的初期是以控制射精能力的减退或丧失，而首先表现为早泄。所以，不能说出现早泄情况就一定要伴发阳痿。中年男人完全没有必要任意联想，让本来无关紧要的偶然早泄终成一块难以治愈的"心病"。而男科中的许多疾病，尤其是阳痿，往往就是由于这种心病开始，并反复逐渐强化，最终衍变成灾难。对偶然早泄的过分焦虑和与阳痿的"挂钩"本身就可能让性能力正常的中年男人变成"痿"君子。实际上，心理因素始终是阳痿的最重要病因，而几乎所有的"痿"君子都有不同程度的心理问题。

因此，正确认识中年以后出现的早泄，加强性保健和心理调整，尽量避免不良心理因素的影响，一旦出现问题要进行科学调理，可以让许多男人幸免陷入"早泄－心理障碍－阳痿"的怪圈。但遗憾的是，不仅在医疗保健方面有"重男轻女"的偏爱，男人对自身的生殖健康关注也不够，尤其是在遇到性问题时更是如此。统计结果显示，男人因为性问题而就医的频度比女性低 28%。

值得庆幸的是，我们目前有十分有效的办法可以让早泄男子迅速从困境中走出来，可以采用局部涂抹或喷洒皮肤表面麻醉剂、性交技巧的调整、口服抗抑郁药物等无创办法，因而打破了"早泄－心理障碍－阳痿"的恶性循环。至于中年男人该如何预防性能力的悄然"溜走",是男人和爱护男人的女人们的终生课题。在难以确定自己的具体情况,并需要借助于"外援"的情况下,寻求必要的医疗帮助、得到专业人士的指点是最佳的选择。

 ## 20. "自私"竟然是糖尿病惹的祸

没缘由,射精变得越来越困难

50 岁刚出头的宋先生最近有点烦,因为妻子多次向他提出"抗议",并告诫他:"做人不要那么'自私',为了保养自己而忍精不射,未免有点太过分了。"这让宋先生百口莫辩。

宋先生心想:性功能虽然不如"当年"了,但仍然可以应付自如,还没有到"山穷水尽"的地步,可不知道为什么,射精却越来越困难,射精量也越来越少,甚至经常不能射精。尽管自己在过性生活时很卖力气,也能达到高潮,但还是经常处于"弹尽粮绝"的境地。这到底是怎么回事呢?宋先生出现这种情况已经有很长一段时间了,着实让他伤透了脑筋,而且妻子也因此多次明确表示不满。为了平息妻子的怨愤情绪,也为了弄个明白,给妻子一个说法,于是,宋先生带着妻子来到了一家医院的泌尿外科就医。

尿液化验,验出逆行射精

在详细询问病情并进行必要的体格检查后,医生给宋先生开了血常规、血糖、尿 10 项检查,并打开了取精室的房门,告诉他在常规化验结束后,可以通

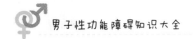

过手淫的方法达到高潮，如果手淫有困难也可以让妻子帮忙解决，在达到高潮后留取尿液化验检查。很快，检查结果出来了。血糖 13.6mmol/L、尿糖 +++，性高潮后尿液的检查结果显示：满视野精子。

医生看完化验单的结果，对宋先生说：你的"病根"是糖尿病，是因为糖尿病没有得到有效治疗而引起的并发症，医学上把这种现象称为"逆行射精"。

 糖尿病并发症——膀胱出口松弛

宋先生坦然承认，自己患糖尿病已经有 5 年了，由于单位的工作繁忙，血糖控制得不是很满意，经常忘记吃药，饮食控制得也不是很严格。但是宋先生不明白，糖尿病与逆行射精怎么会挂上钩呢！因此急切发问："逆行射精是怎么回事？我怎么会逆行射精呢？"

医生告诉宋先生，逆行射精是指在性生活过程中，尽管男性可以有性高潮及射精感，但膀胱颈开放，精液走了"后门"，全部自后尿道逆流入膀胱而不从尿道口射出。逆行射精的病因比较复杂，包括先天性和后天性的众多因素，就你的情况而言是比较明确的：由于糖尿病没有得到有效的控制，病变造成膀胱颈收缩功能失调而导致精液逆流。

糖尿病已经成为困扰许多男子性生活的一个大问题，由于糖尿病所造成的损害程度以及个体的差异，疾病对男人性功能的影响也表现千差万别，比较常见的是勃起功能障碍，但也经常会引起射精困难和不射精。糖尿病可造成全身血管系统的病变，包括维持阴茎勃起的动脉和静脉血管的病变，可以造成阴茎的勃起不坚。为了达到高潮，性交中的男性必须要比以往付出更大的努力，因而性生活时间要明显延长。尽管如此，有时还难以达到射精所需的对阴茎的刺激强度，尤其是在体力和精力不佳的时候，偶尔出现不能射精也在情理之中。

同时，糖尿病患者的血管病变可以造成组织营养的障碍，同样可以影响到发动射精的支配神经，也是其出现射精困难和不射精的重要原因。因糖尿病造成的自主神经病变，可使尿道内外括约肌功能发生共济失调，引起体内支配膀胱颈关闭的自主神经病变，使膀胱颈部的平滑肌收缩无力，性生活过程中由于尿道壁压力相应增高，排出的精液由于发现了膀胱出口这扇宽敞的"后门"而出现精液逆流。

 逆行射精≠不射精

医生继续解释说：尽管表面上看起来，逆行射精与不射精的患者在性交过程中都无精液排出，但它们是完全不同的两回事：不射精者往往缺乏性高潮，在性生活后没有精液射出，尿液检查也不能发现精子存在的证据；逆行射精者则有性高潮，手淫或性生活后排出的尿液内含有大量的精子。对于逆行射精者，只要改变排精通道'前门遇红灯'、'后门开绿灯'的状况，自然可以恢复性交时的正常排精。

 控制血糖＋关闭"后门"，让精液迷途知返

"那么，应该怎样才能恢复正常射精呢？"宋先生紧接着提出了这个问题。

医生告诉宋先生，首先要积极地控制血糖，尽可能地减少糖尿病对血管和神经系统的损害，这是恢复糖尿病患者正常射精功能的重要手段；其次在解除紧张焦虑心理的同时，还需要妻子的协作与理解。

至于针对逆行射精的治疗方法主要包括病因治疗和对症治疗两种。既然糖尿病是引起逆行射精的主因，那么，只要控制好血糖，消除其对膀胱出口神经的损害，就可以得到有效控制或减轻症状。另外，选择麻黄素或管通等 α - 受体兴奋剂类药物治疗，可增加交感神经对膀胱颈的控制力，提高其张力，关闭"后门"，有助于防止精液逆流。在药物治疗无效的情况下，因膀胱颈过于宽松而发生的逆行射精，可行膀胱颈重建术，增加膀胱颈阻力，使精液顺行从尿道口排出。

21. 肥胖的男人多不"性"福

肥胖不仅给男人们的日常生活带来很多不便，还可以影响到人们对自己的印象，甚至可以让男人不"性"福。肥胖男人容易出现性功能障碍的其他原因如下：

（1）肥胖男人可以增加出现性问题的相关疾病的危险性：在肥胖男人中糖尿病的发生远比没有肥胖的人多，而糖尿病患者发生性问题比例较高，因此有勃起功能障碍（简称：ED；俗称：阳痿）的肥胖男人应该检查糖耐量试验，以排除可能存在的糖尿病；肥胖男人中的高血压发生率较高，而高血压患者因经常服用抗高血压药物而可以引起广泛的性问题；由于身体超重，可能引起关节病变而加速退化过程，并容易造成行动不便，因此肥胖男人可能在调整性交体位时发生困难；肥胖者过于沉重的躯干压在配偶的身体上，可以让配偶很不舒服，或要叉开双腿才能性交；过度肥胖者，腹部、腰部、臀部堆积大量的脂肪，使得进行阴道内性交非常困难，夫妻同样肥胖者更容易出现类似问题。

（2）一般情况下，肥胖男人的血管硬化程度偏高，血液内的血脂和胆固醇等成分较高，血液流畅度自然较低，造成阴茎的充血功能降低，容易出现 ED。

（3）因为解剖上的变化会让肥胖男人阴茎勃起的长度变短，阴茎主体的巨大部分可能"埋没"于肥厚的耻骨前的脂肪内，而形成"隐匿阴茎"。同时，由于阴茎的表皮组织细胞往往被脂肪细胞所覆盖和取代，使阴茎对性刺激的敏感度降低，导致性功能障碍。

（4）肥胖男人出现的内分泌激素水平的改变，使得男人对嗅觉、视觉和感官上的性刺激反应迟钝，造成对性冲动的排斥，导致无法产生性欲。研究报告显示，如果男人失去视觉上的刺激，丧失性欲的程度可达到 40%～50%。

（5）许多病态性肥胖患者因为疾病关系，会服用某些药物，例如降血压药物、治疗秃发的药剂、性激素类药物、镇静剂、胃药与安眠药等，都可能会对性功能造成一定程度影响。

（6）肥胖常引起一些心理问题，并可能潜在地影响性问题：许多肥胖男人在自我形象和自信心上存在问题，并常导致个人社交上的不成功以及抑郁的增加，因此而可能影响性生活。这些问题可以导致许多肥胖人避免性活动，因为他们害怕对方拒绝或被对方认为自己是奇形怪状和笨头笨脑的。有些肥胖男人甚至因为自己的形体"不佳"而降低标准，选择自己可能并不十分喜欢的女人为妻，这将明显地影响到"性"趣和性能力的正常发挥。

（7）过于肥胖的男人，性交时可能发生行动和姿势不便：有些肥胖男人的腰围和股围是如此之大，以至性交时阴茎难以进入阴道，这种情况在夫妻都是大胖子时更为明显。超重也可能成为夫妇争吵的原因，妻子对肥胖丈夫的体形总是感到不满意，配偶可能采用施加压力或引诱等多种手段使他们减肥，如取消肉体上的亲昵等，但是这些措施的反作用就可能促使患者过度饮食来对抗，可以进一步加重大肚腩（也称之为啤酒肚或将军肚）和脂肪肝，并且可能成为婚姻关系中的不稳定因素。据调查结果显示，30～40岁的男人中1/4有脂肪肝。

让肥胖男人感觉到振奋的一件事情是，肥胖与男人性功能障碍之间存在着可逆性的关系，即如果肥胖患者减肥瘦下来之后，雌激素和雄激素的比例失调可以得到重新调整，对男人性功能障碍的恢复有很大的帮助。男人减肥程度如果达到10%～15%，对性功能障碍就会自觉有相当幅度的改善，幅度约在30%～50%。一些专家特别针对肥胖男人提出呼吁，希望重视肥胖对于性功能的影响，以免无法"性"致勃勃，造成遗憾。

对于具有明显病因的肥胖男人，治疗造成肥胖的原发疾病，例如淀粉性肥胖、脂肪性肥胖、顽固性肥胖或病态性肥胖等原因后，再对症治疗，可以获得满意的效果。对于没有明确原因的肥胖男人，呼吁要吃动平衡，改变不健康的生活方式。一定要"管住"自己的胃，可以进行节制饮食，并最好求得妻子的督促和检查。此外，增加活动等生活方式的改变也是经常使用的减轻体重的良方。值得注意的问题是，减肥者无非是依靠节制饮食和服用减肥药两种途径，计划减肥者需要有长期坚持下去的准备和目标，因为肥胖者形成的不良生活习惯不是短期能够去除的，况且快速减肥不仅对身体健康有害，还极其容易反弹。合理的减肥速度是每个月减轻 1 ~ 2 千克（公斤），理想的减肥目标是减轻体重的 5% ~ 15%。

减肥后的男人可以在许多方面发生重要的改变，可以表现得充满自信，也可能结合婚姻和性方面的咨询来消除潜在的性问题。

22. 使用抗焦虑药和抗抑郁药，会导致性功能障碍吗

精神失常是由多种原因引起的精神活动障碍的一类疾病，包括精神分裂症、躁狂症、抑郁症和焦虑症。治疗这些疾病的药物统称为抗精神失常药。按临床用途的不同，抗精神失常药分为 4 类，抗精神病药、抗抑郁药和抗躁狂药、抗焦虑药。研究证实，这些抗精神失常药会对性功能产生不同程度的影响。

下面，重点介绍抗抑郁药和抗焦虑药对性功能产生的影响以及防范对策。

（1）抗抑郁药：抗抑郁药引起的性功能障碍主要表现为勃起功能障碍（ED）、射精延迟、性高潮延迟、性欲下降、兴奋下降、射精疼痛、阴茎麻木、阴茎异常勃起等。同为抗抑郁类药物，对性功能的影响不相同。造成这类差异的主要原因在于它们对胆碱能、一氧化氮、催乳素等受体的作用、选择性、药物蓄积等方面存在差异。

1）三环抗抑郁剂（阿米替林、氯米帕明）：这类药物的作用是通过中枢神经系统抑制儿茶酚胺的再摄取，最常见导致射精障碍。

2）单胺氧化酶抑制剂（苯乙肼、溴法罗明、托洛沙酮、苯环丙胺、吗氯贝

胺、司立吉兰）：主要是某些肼类和非肼类化合物，它们抑制单胺氧化酶，表现出抗抑郁作用，药物的副作用通常与用药剂量有关，接受该药中等或较大剂量的治疗后，有 10%~15% 的患者发生 ED，但是，在停药几周后此不良反应即可得到纠正。

3）选择性 5- 羟色胺再摄取抑制剂（舍曲林、帕罗西汀、达泊西汀、氟西汀、西酞普兰、氟伏沙明）：服用这类药物的患者中，有 50% 的患者经历了性功能方面的变化，但各种药物导致 ED 的作用效力各不相同，使用帕罗西汀治疗的患者中 ED 发病率相对较高，而有报道西酞普兰对性障碍影响较小。

4）其他新型抗抑郁药：刺激存在于中枢神经系统的 5- 羟色胺受体有助于调节性功能。研究表明，5- 羟色胺受体 1a 亚型可提高射精能力，5- 羟色胺受体 1c 亚型有助于改善勃起。新型抗抑郁药，如米氮平，通过作用于增强性反应的 5- 羟色胺受体 1c 亚型，而对性功能产生有益的作用。

对策：目前，临床上治疗由抗抑郁药诱导的性功能障碍，主要采用以下方法：降低药物应用剂量，给予暂时的停药期，或增加另一种药物，改换无性功能障碍副作用的抗抑郁药，或等待药物耐受的产生。

（2）抗焦虑药：阿扑吗啡（多巴胺受体激动剂）可诱导 γ- 氨基丁酸类药物抑制勃起。锂和苯二氮䓬联合应用与单独用锂治疗，导致性功能障碍发生率显著增高。新型抗焦虑药，如安非他酮的作用主要通过抑制多巴胺再吸收为主，而丁螺环酮，在与安慰剂对照试验中未见性相关副作用，可以用来减轻其他药物引起的性功能障碍。

对策：抗焦虑药引起的 ED 大多数是可逆和一过性的，且呈剂量依赖性。所以，那些不得不使用"伤性"药物治疗的患者，减少每天药物用量应作为首要的治疗选择。

总之，服用抗精神失常药物后，若出现 ED，患者可在医生指导下减少药物剂量或停药。因为治病需要而不能减药或停药者，可改用对勃起功能没有影响或影响较小的药物替代。

23. 过分依赖壮阳药物可能真的引来 ED

每每听同伴大谈起性生活体验来，小张都觉得低人一等，觉得自己的性感受比别人差得太多了而自认为患上勃起功能障碍（ED），于是在妻子的鼓励下服用了一些壮阳中药，也十分注意增补壮阳食品，甚至使用上时髦的蓝药片"伟哥"。但是后来发现，虽然可能勃起时间变长了一点，但是真正过性生活的时候反而感受更差，大不如从前，甚至还会中途出现"疲软"的尴尬。

在男科门诊诊治性功能障碍时，经常会遇到对自己特别没有自信心的男人寻求帮助，他们或者是背着妻子前来求援，或者是在妻子的敦促下积极求治，最终的目的都是希望购买一些壮阳药物为自己的性生活壮胆，但是经过仔细询问性生活情况和详细检查却往往难以发现任何 ED 存在的证据。这类自认为不"性"的男人，在经过一段时间的壮阳药"调理"后，往往不仅难以获得期望的强壮性能力的效果，甚至还真的可能把 ED 引上身，其中不乏深刻道理。

每个人对性生活的体验和感受不尽相同，就如同我们的五个手指有长短一样，只要能够顺利完成性交过程，夫妻间觉得彼此满意就可以了，而不一定非要与别人一争长短，况且许多自诩性能力强健的男人的茶余饭后胡侃也不足信。盲目听信别人的体验，造成对自己性能力的低估和不自信，正是许多最终真的出现 ED 男人的直接致病原因，而希望依靠壮阳药来强化本来正常的性能力则更是错误行为，最终只能是自欺欺人，自食恶果。这不仅在于绝大多数的壮阳药疗效并不确切，一些药物还可能对健康不利，即使是治疗 ED 的"伟哥"也不会让性能力正常的男人更强劲。对壮阳药的过分依赖还容易让男人忽视夫妻感情，而妻子对性生活质量的作用也是至关重要的。此外，难以获得与经济支出相匹配的效果，必然对男人的自信心造成沉重打击，影响性能力的正常发挥。因此，出现性问题，最好先得到专业医生的咨询，然后再决定是否用药以及用什么药，并在日常生活中注意饮食健康，养成良好的生活方式，增进夫妻交流和情感。

24. 新婚男子难以成功性交原因多

洞房花烛之夜的男人应该是人生最幸福的时刻，但一些男人却没有能够体会到性福，并遭遇到了人生的极大不幸。一位这样的男人向我们询问自己的困惑："我是一个刚结婚不久的男性，为什么我每次和妻子做爱时，阴茎都不够坚硬，老是插不进去，我结婚前有过手淫，不知道这是否有关系，请指教。"

"小鸡鸡不听指挥"是另外一位有着几乎同样遭遇的新婚男性的痛苦心声。他告诉我们：该"用"的时候，小鸡鸡软了吧唧的，根本无法"破门"；睡着觉了，它反而"来劲了"。是否阴茎也有自己的头脑，并在暗中操控阴茎的勃起呢？还是存在其他问题或疾病？该如何将人体的意志与小鸡鸡的头脑和谐协调起来呢？

即将由男孩子变成男人的准新郎们，无不对洞房之夜充满了无尽的幻想，怀着即兴奋而又紧张、焦虑的心情，期待着那春宵一刻。然而，真的面对那一刻的时候，绝大多数又表现得不尽如人意，新婚之夜，以及后续的几次性交，没有能够获得满意性爱的男人却也并不少见，所以说"初战"不利并不能意味着什么，小鸡鸡不听主人话的原因是众多的，包括来自于双方的、女性的以及男性自身的因素。

根据国人的传统行为方式，为了迎接大婚所进行的前期努力以及当天的操持婚礼，足以让身体强健的男女疲惫不堪；为了答谢和满足亲朋好友的热情，敬酒和饮酒成了新婚夫妻（尤其是新郎）难以推卸的责任，酒精可以进一步削弱男女的"性"趣；闹洞房还要将新郎和新娘折腾一番。这一系列过程下来，给新婚夫妻造成的影响可想而知。为了尽早实现由男性到男人的转变，新郎在短期内多次进行性生活尝试也可以理解，但是洞房之夜的失败常会给夫妻留下不愉快的阴影，也让男人多少有些不那么理直气壮和心虚，连续遭遇性交失败也在情理之中。

由于新婚女性缺乏性生活经验，因紧张而恐惧性生活所造成的阴道痉挛和紧缩，也可以让阴茎寸步难行，况且女性生殖道畸形或异常也不是没有可能。某些男人常会因女性的紧张和疼痛而产生性生活时明显的阴茎不舒服，进而影响到情趣和欲望，导致阴茎疲软。

如果男性患有包茎、包皮和阴茎头炎、阴茎发育异常等，也会产生性交时的阴茎不适、因疼痛而勃起不坚或勃起后疲软，影响阴茎的成功插入。

以往认为手淫有害论的观点，现在已经逐渐地被淡化了，实际上手淫具有独立性行为的价值，是标准的性行为方式之一，适度的手淫不会对身体造成任何伤害，多数男人都有过手淫。所以，手淫本身无害，不要因此而有心理压力，并产生内疚、自责等情绪，更不要将自身的性生活失败与手淫牵强附会地联系在一起。

在经过一段时间自我调整无效的情况下，可以考虑接受医生的咨询和诊治，尽早发现潜在的问题，有针对性地给予对症处理，多可以让男人短期内迅速重振"雄风"，实现与妻子合二为一的突破。

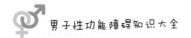 25. 大量吸烟和酗酒让男人痛失男性健康

随着世界上"烟民、酒民"的不断增加，吸烟和酗酒对男性健康的不良影响越来越受到人们的广泛关注。尽管大量吸烟和酗酒对心血管、呼吸及消化系统的危害是众所周知的，但吸烟和酗酒作为男人的"特点"之一，仍然被绝大多数男

子看作是男子汉的象征。然而，你知道吗，吸烟和酗酒还在无情地一点一滴地消耗掉"男子汉"生命中最看重的性和生育能力，让男人痛失男性健康。

众多的科学事实和临床现象已经证实吸烟对男人的性功能有不良影响，吸烟越多，发生 ED 的机会就越多。一项大规模的研究发现，勃起功能障碍（俗称：阳痿；简称：ED）患者中有 2/3 以上是吸烟者。吸烟还可以让男人容易"精神溜号"而丧失了对性生活全过程的主动控制能力和有效把握，因此也容易让男人难以"挺"得长久而发生快速败阵（早泄）的难堪境况。烟虽然能够带来短暂的兴奋作用，但往往造成大脑的兴奋与抑制的不平衡和不协调，结果出现短暂的兴奋和长久的抑制、镇静作用。烟中的尼古丁有麻痹和抑制自主神经的作用，长期、大量的吸烟使得麻痹的神经无法复原，进而引发神经功能的衰退，会进一步降低性能力，即使性中枢想要兴奋，也难以兴奋起来。

酒精是男人性能力和生育能力的最常见的杀手。许多男人（甚至女人也）常认为豪饮是男人的象征，酒精似乎已经成为考验现代男人胆气和能力的试金石，包括男人的生育能力和性能力。许多人相信酒精是性的刺激品和催情剂，并有"酒能助性"、"酒能让男人的性生活更持久"等说法。在男人遭遇性尴尬时，例如早泄、不射精、甚至勃起功能障碍，往往"求助"于酒精的刺激。但事实上，过度酗酒可以让男人的性兴奋神经由兴奋而逐渐变得麻痹和抑制，可以引起性能力的降低，还可以引起男人生育使者－精子的损害。

所以，要想维持夫妻间良好的性生活，让性能力能够健康地维持得更长久，同时保持一般健康状况和生育能力的"长治久安"，及早戒除吸烟和酗酒的不良习惯是男性"烟民、酒民们"值得认真考虑的选择。不吸烟、不酗酒既是新好男人的时尚标志，又有益于男性身心健康。随着科学知识的不断普及，越来越多的男人开始考虑尼古丁和酒精对性功能、生育能力、后代发育以及自身健康的不良影响，并准备采取必要的行动，尤其是那些生育"有困难"的男人们，应该及早自觉地放弃吸烟，不再饮用烈性酒。细心的主妇可以让家庭内的香烟和酒精悄悄地消失，而代之以口味丰富色彩斑斓的健康食品，例如水果和瓜子等，这样做的结果是：即不伤害夫妻感情，又可以保护老公的身体健康。

26. 是什么让我们失去"性趣"

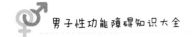

人们总是戏称男性是"用下半身思考"的动物。但中国人民大学性社会学研究所进行随机抽样调查后得出的一组数据，不禁让人跌破眼镜：在男性总体中，有 15.4% 的人一直或超过两个月，对性没有兴趣；偶尔有过这种情况但不到两个月的人更多，达到 31.4%；即使是在 18～29 岁的年轻男性中，这两个比例也分别占到 14.6% 和 22.5%。这不得不让人深思：究竟是什么让男性失去了"性"趣？

男性性欲衰退并失去"性"趣的情形可以区分为两种。第一就是工作压力大、过度劳累，生活方式不健康，影响了性功能，这时男性是"有心干不了"；第二就是男性"心"不在了，要么有了第三者，要么仅仅是对妻子厌倦了。但无论性欲衰退的原因何在，都会影响夫妻感情，给彼此都造成巨大的伤害。试想，曾经充满缠绵情意的丈夫开始变得冷漠，一味逃避夫妻生活，妻子心里是何种感受？长此以往，可能会造成家庭破裂。

男性一旦出现性欲衰退，应该积极寻求解决的方法，因为长期没有正常的性生活，会影响男性的正常性功能，甚至可能导致勃起功能障碍（ED），因为男人的性欲衰退和 ED 常互为因果。一方面，人的多种技能都是后天学来的，并需要不断地练习和复习，性能力也不例外。从生理角度上说，勃起的过程是神经血管在做"体操"，神经负责传递信号，血管最终完成"充盈灌注"动作。长期不过性生活，难免发生信息不通、动作不灵的"事故"。另一方面，ED 患者大多面临着"有心无力"的局面，对性生活也兴趣寡然，长此以往只会造成问题恶化。

夫妻同治是最好的解决之道。一旦丈夫出现性欲衰退并导致 ED，应该提倡"夫妻同治"。女性是男性性功能的见证者、受害者、康复的支持和直接参与者。

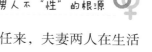

要想男性性健康保持良好的状态，妻子首先要负起这个责任来，夫妻两人在生活方式、日常习惯方面都要注意。夫妻同人诊室，与医生面对面交流，然后在医生指导下共同接受治疗，这样男人的问题才好解决。

如果丈夫只是心因性 ED，那医生会对夫妻双方进行性心理辅导，教他们相互表达情爱的正确方法，让其在交流中获得愉快感受。必要时，医生还会开具 PDE5 抑制剂类西药，如艾力达等。服用后获得的成功性交能力，再加上妻子的鼓励，男性就可以重塑自信心，勃起功能多可迅速恢复。PDE5 抑制剂类西药是目前临床上普遍使用的治疗 ED 的一线药物，疗效确切，它不会作用于大脑中枢神经，因此不会产生依赖性，使用也非常安全。

27. 年纪轻轻就没了性欲怎么办

一位青年患者写来咨询信向我们求救，信中写道："我今年还没到 30 岁，对性生活就没了兴趣，以后的日子将怎样度过，夫妻还怎么在一起生活，都是我将面对的难题。常常要面对妻子无言的谴责，心里真的不是滋味。像我这种情况是怎么回事，需要吃药治疗吗？"

通常人们对老年男性的性趣丧失并不以为奇，但是对于不到 30 岁的青年男性就对性生活失去兴趣，性趣丧失来的的确有点早，这会让男人很担心，其中一些男人可能要选择使用一些所谓的"壮阳"或"催欲"药物来提振自己的性能力了，就如同咨询者一样准备考虑选择吃一些药物来治疗。但从专业角度来看却不建议这样做，这类男人目前不要着急吃药治疗，而应该先找找没有"性趣"的原因。

首先，应该确认自己有没有在相当长的一段时间内的过度疲劳、透支健康等不利情况存在。30 来岁正是男人精力和体力都很强盛阶段，也是为事业奋斗的黄金时光，因为工作而紧张、疲劳、熬夜和精神压力较大的现象普遍存在，并不令人感到意外。长期如此，会给男人的身心带来极大的负担，从而影响性欲。调整工作状态，做到劳逸结合，缓解工作压力，将让男人受益良多。

其次，反省和妻子的感情，是否因为家庭生活的琐事所烦恼，因为了无生气的生活或时光流逝而趋于情感平淡，缺少了内在激情。如果对妻子的感情已经平静如水，当然难以燃起性爱的火花。此时最好冷静下来，仔细思考问题的症结，并和妻子一起努力调整。经营爱情是美满性生活的前提。

第三，反思一下自己的性交能力是否下降了。除了性观念异常外，一些男性性欲下降并不是真的发自本心，而是情势所迫。男性如果性功能减退了，无论是内在原因还是外部因素，都将在性生活中难以有满意的表现，并因此而频繁获得配偶的批评和责备，鼓励言语更是难以见到。久而久之可以让男人望"性"却步，不敢沾惹配偶的身体，强行压制内心的欲望。但是他们的内心是迫切渴望恢复性交的。对于这类男人，改善性能力，掌握一定的性交技巧，把握性交时机（回避不利时机），使其在性交中能够有满意的表现，就可以迅速恢复男人的强烈欲望。

此外，偏食、饮食过分清淡，可能影响内分泌系统和免疫系统，导致性欲衰减，并容易患各种慢性疾病。酗酒、大量吸烟等不良嗜好也会耗竭男人的青春活力，影响内分泌激素水平。此时的最佳治疗方式是从生活中的点滴做起，调整生活方式会有所帮助。

如果在一段时间内尽了一切努力，仍不能凭借自然方法恢复性欲，不能摆脱性欲低下的困扰，那就可能需要咨询心理医生或由男科医生来帮助筛查相关的病因，例如患者可能是患上了某种影响性欲的疾病，并可能需要药物治疗。此时应选择有资质的医院和可靠的医生，在他们的指导下选择适当的诊断方法，并合理使用药物，则多可奏效。

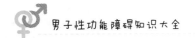

28. 家中的"第三者"，带来 ED

众所周知，"第三者"的插足常常给家庭和谐蒙上阴影。例如，妻子在生育后可能把主要精力投入到孩子身上，孩子就是"第三者"；丈夫由于工作压力而无法满足妻子的欲望，工作压力就是"第三者"；来自其他家庭成员的干扰，让私密的夫妻生活空间遭受侵犯，那个家庭成员就是"第三者"。"第三者"插足会给丈夫带来 ED（勃起功能障碍），即阴茎持续不能达到或者维持勃起以满足性生活的需求。

不过，送走实实在在的"第三者"还比较容易，而送走"心魔"却不那么简单，需要从心理上进行调节，但这种心理调节通常起效较慢，不能立竿见影。性生活具有"用进废退"的特点，因 ED 而让男人望"性"却步，甚至产生恐惧感，久而久之可能让男人的性能力进一步丧失。

因此，男子出现性问题千万不要硬撑，必要时可以考虑短期选择有效的药物来帮忙，让久违了的性能力重新归来，重拾屡受打击的自信心，自信心重建的意义远远大于一次成功的性生活，为赢得更加长久和谐的性爱打下基础。

目前，万艾可等 5 型磷酸二酯酶（PDE5）抑制剂治疗 ED 的临床效果较为可靠。当男性具有性欲望时，艾力达作用于阴茎海绵体和血管的平滑肌组织，使动脉扩张、海绵体充血，从而实现顺利勃起。

尽管万艾可等 PDE5 抑制剂对治疗 ED 安全可靠，但它们毕竟是处方药，有许多用药禁忌，如不能与硝酸酯类药物同时服用等。所以，医生建议 ED 患者在使用这类药物时，一定要到正规的医院或药店就诊、处方，这样才能在安全的前提下，最大限度地发挥药物的疗效，改善性生活质量。

此外，一项对全球男性性生活事件和性态度的调查发现，决定中国 ED 患者就医的主要前提是伴侣的支持，这一比例高达 67%；曾经向医生寻求治疗方法的男性中，58% 的亚洲男性目前正在使用 PDE5 抑制剂治疗 ED。此结果进一步说明，治疗 ED，伴侣的鼓励和支持是患者的后盾。当丈夫出现 ED，能否重振雄风很大程度上有赖于妻子的态度。"老公有 ED，却拿第三者做挡箭牌"的案例不乏其人。如果妻子能够对丈夫默默支持，成功地让丈夫摆脱工作压力、缓解紧张的夫妻感情，甚至主动陪同和参与丈夫的性康复计划，将有助于丈夫走出 ED 的阴影，并可为广大女性树立一个好榜样。对比之下，妻子的怨言只会加重丈夫的心理负担，使原本性能力就在走下坡路的丈夫雪上加霜，缺乏伴侣的鼓励和专业医生的帮助，ED 患者将很难实现重振雄风的梦想。

29. 射精疼痛为哪般

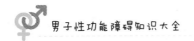

男人的射精是达到性高潮的重要标志，射精会给男人带来巨大的身心愉悦。然而，有个别的男人在享受性爱带来的欢娱的时候，却在承受着射精疼痛（也叫性交疼痛）的折磨，给美好的性生活蒙上了阴影，甚至可以让男人因射精疼痛而惧怕性生活。射精疼痛带给男人的巨大身心紧张、焦虑和恐惧是寻常人所难以想象的。

射精过程是在神经支配下，由生殖器官（主要是输精管、射精管、阴囊等）、盆底肌肉、尿道以及尿道周围的肌肉的节律性协同收缩而完成的，这些部位的功能和结构异常，均可在射精过程中出现不舒服的感觉或隐痛，严重者可以表现为明显的疼痛不适。

造成射精疼痛的病因可能包括如下三个方面：

（1）心理因素：紧张、焦虑、抑郁等不良心理因素常见于神经过敏、情绪不稳定以及神经官能症患者，可以增加性器官敏感性，并可以造成局部肌肉的痉挛性收缩，因此而出现射精疼痛。

（2）性交频度和强度异常：性交频度过高的男人，由于性器官的过度工作而得不到必要的休整，可引起射精疼痛；性交动作过于猛烈，尤其是长时间没有性生活的男人突然恢复性交后特别容易出现粗暴的性行为而诱发射精疼痛；过分干燥的性器官在性交的时候缺乏润滑作用而容易诱发射精疼痛。

（3）疾病因素：一些泌尿生殖系统疾病可以导致射精疼痛，主要包括炎症（前列腺炎、精囊炎、包皮阴茎头炎、精索炎、睾丸附睾炎、膀胱尿道炎等）、结石（输尿管结石、膀胱结石、尿道结石、精囊结石、前列腺结石等）、生殖器官肿瘤和其他疾病，例如尿道狭窄、阴茎硬结症等。

一旦出现射精疼痛，不要过于紧张、焦虑和恐惧，应该首先自我仔细分析一下疼痛不适的程度和持续时间。一般情况下，轻微短暂的疼痛不适，往往属于性交因素或心理因素，只要进行比较的自我调整，例如停止性交几日、避免性交动作的激烈和粗暴、节制性交次数、性交时使用润滑剂等，还可以进行心理因素调整，例如消除患者的紧张焦虑情绪、克服不良的精神心理因素，就可以明显缓解或消除射精疼痛症状；在自我调整无效的情况下，再接受医生的诊治，也为时不晚。如果疼痛持续的时间比较长，且疼痛的比较明显，可能存在器质性疾病，或者可能病变比较严重，应该尽早寻求医疗帮助，在去除原发疾病后的患者基本上都可以恢复无痛的射精。

30. 某些时候，精液带血也许不是病

男人的精液一般是灰白、浅黄或淡黄色的，排精间隔过久则导致精液浓缩，颜色可能要深一些。所以，精液的颜色深浅意义并不是很大。但是，一旦精液呈现红色，则是血精的杰作，即精液内含有大量的血液。血精的出血量很少，最多不过几毫升，与女人每月都要来的月经量相比简直是微乎其微，对男人的健康没有任何明显的不利影响。然而，血精带给男人的身心伤害是巨大的，患者多半会有强烈的恐惧感，甚至觉得是世界的末日来临了，必须给予高度重视，尤其是血精背后的潜在原因还是要认真检查和治疗的。

是不是精液中有血就一定是有病呢？这也不一定。因为，男子在性兴奋时，所有的性器官都会发生充血，在射精的瞬间，为了帮助精液射出，包括精囊在内的许多性器官都会发生有节律的强烈收缩。而非疾病因素引起的血精，恰恰与性器官强烈收缩有关。临床上把不是疾病因素引起的血精，称之为"功能性血精"。

以下情况引起的血精多半属于功能性血精，可以不必过于担心：①长期没有

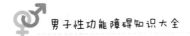

性生活，一旦性生活即莫名其妙地出现血精；当性生活恢复一定的频率后，血精也就销声匿迹。②除精液里有血以外，不伴有其他全身或局部的临床症状。③各项相关血精的检查都没有发现任何泌尿生殖器官的疾病或全身性疾病。④每一次血精，持续时间一般不会超过1～2周。若不是上述情况引起的血精，则应去医院及时治疗。

第三章
认识男人的不 "性"

1. 医生是如何诊断阳痿的

正确诊断阳痿的病因是其治疗的关键，医生有许多办法可以帮助你。

临床上已经采用了很多方法来评估阴茎血管系统，主要包括：阴茎／上臂指数（PBI）、多普勒脉搏波频谱分析、阴茎体积描计、^{133m}Xe 清除率测定、阴部内动脉选择性造影、彩色多普勒多功能超声检测和海绵体测压／造影术等，彩色复式超声是目前检测海绵体血流最好的方法。然而这些方法中有些操作非常复杂，对检查者的技术和经验要求很高；不能发现海绵体内微循环的改变及螺旋小动脉的功能状况；有些则很费时间并有一定的损伤性，患者较难接受。况且上述每一项检查一次只能检查出一种血管问题，或是动脉性的，或是静脉性的。为了明确患者的阴茎海绵体血管病变性质，往往需要做多项检查，给患者造成了很大的麻烦和经济负担。

同位素技术在阳痿诊断中的应用一直被认为是简便、快速、非损伤性、重复性好且又价格低廉的方法，已有较长的应用历史。目前使用的放射性核素有^{131}I、^{99m}Tc、^{133m}Xe 等几种。随着血管活性药物在阳痿诊断和治疗中的应用，人们开始联合应用血管活性药物来测定阴茎勃起状态下的海绵体 ^{133m}Xe 清除率、阴茎血流量，即所谓的动力性阴茎清除实验，这种技术可以分辨心理性阳痿和器质性阳痿，又可以分辨动脉血管问题还是静脉系统问题，但单核素检测技术还不能解决一次评估阴茎海绵体整个血管系统的问题，需进行两次同样的检查。联合应用^{99m}Tc 和 ^{133m}Xe 的双核素技术是分别用两种能量不同的核素，分别标记阴茎的动静脉血细胞，然后用血管活性药物诱发阴茎勃起，在单光子发射电子计算机断层仪上显像，并分别计算阴茎海绵体的动脉系统显像指数（PIA）和静脉系统显像指数（PIV），可以找出阴茎海绵体血管系统的问题所在，为阳痿患者的病因鉴定提供了一种安全、无创、简便、快速、可观而又准确的好方法。

海绵体内氧分压测定可以反映阳痿患者阴茎微循环的改变，在勃起过程中氧分压水平的改变可为海绵体动脉最大舒张能力的评价提供另一种方法，并可间接地帮助了解在勃起过程中一氧化氮（促进阴茎勃起的主要"功臣"）介导的作用。可用于阴茎血管重建术后的随访，指导阳痿治疗方案的选择。氧分压阴茎肱动脉指数检测方法简单、价格低廉、不需要研究曲线、不依赖操作者、且与静脉闭合功能无关，可作为阳痿原发性潜在病因的筛选实验。通过技术改进，可以连续检测海绵体内氧分压并描记曲线，可以了解阴茎勃起过程中氧分压的瞬间的变化。

2. 有没有办法可以自己初步判断一下是否患阳痿

一些男人在过夫妻性生活时，可能由于偶尔出现的一次或几次表现不佳而怀疑到自己的性能力，并往往轻率地给自己冠以"阳痿"的诊断。作为男人，关心自己的身体健康，包括性健康，这是无可厚非的。但是，这种初步的判断方法往往因个人的认识不同而存在明显的偏差。由于缺乏相关的知识，一些人因此断定自己为勃起功能障碍（俗称阳痿），而造成自己对性能力的判断上的错误，却可能给患者带来致命的心理打击。事实上，没有人会对身体上发生的事情比自己更加"敏感"了，并往往可以自己早期进行判断，关键的是要掌握一些自我判断阳痿的常识。

实际上，可以结合下面的其他一些现象的观察，来进一步比较准确地判断自己是否患有阳痿，或者需要接受检查。首先要注意性生活过程中是否"曾经"或"偶尔"有过比较满意的阴茎勃起，阳痿患者往往从来不会有满意的阴茎勃起；还可以通过在想到、听到或看到具有性刺激性的情景时阴茎是否有勃起反应来判断，阳痿患者往往不会有阴茎的勃起反应；手淫过程在许多方面与性生活具有同样特点，因此可以通过手淫刺激阴茎看一看是否可以出现阴茎的勃起和射精，来判断自己的性能力，阳痿者手淫刺激阴茎不会勃起且不能射精。此外，在晨起时，阳痿者一般从来也不会有满意的阴茎勃起，或者根本无勃起；而性功能基本正常或属于心理性的阳痿患者可以有比较明显的晨起的阴茎勃起，这种勃起程度可以通过科学仪器检测，而这种仪器是可以由医生指导患者在家里使用的。

3. 如何判断心理性的男性性功能障碍

有些人在过夫妻生活时，往往会因为偶尔出现的一次或几次问题而怀疑到自己的性能力，并轻率地冠以"性功能障碍"的诊断。作为男性，关心自己的身体健康，包括性健康，这是无可厚非的，但是，由于缺乏相关的知识，这种初步的自我判断方法往往因个人的认识不同而存在明显的偏差，往往会错把一些心理性性功能障碍当成了器质性问题。

男性的性功能包括性欲、阴茎勃起、性交、高潮和射精等几个方面，整个过程由一系列复杂的条件和非条件反射构成，而男性性功能障碍的症状各异，很大一部分男性性功能障碍是由精神因素引起的。分析男性性功能的强弱应该从下面几个方面着手进行，例如性欲望是否正常、勃起反应的速度、勃起持续的时间、勃起的硬度、性快感强弱、性交频度、手淫时阴茎的勃起反应、晨起阴茎勃起、起病特点、合并疾病、使用药物、生活制度和饮食习惯等情况。综合起来看，下列的几种情形可以帮助男性判断自己的性功能障碍是否属于心理性的：

（1）观察起病情况：男性可以注意观察勃起困难的发生是突然性的，还是不知不觉中逐渐加重的，前者多为心理刺激所致，可能有明显的心理影响因素；而后者则多意味着存在器质性问题。

（2）观察晨起阴茎勃起情况：晨起阴茎勃起经常出现者，晨起勃起的硬度比较满意者，阳痿多为精神心理因素所致；而晨起阴茎勃起消失者，或勃起硬度非常不满意者，其阳痿往往是器质性疾病所致，或有严重的精神心理障碍。

（3）性功能障碍持续的时间：出现性功能障碍的时间越久，则说明病情越严重，器质性问题的可能越大；而性功能障碍出现时间很短的，可能只是一时性的性问题，千万不要紧张和焦虑，否则就会庸人自扰，不利于疾病的康复，因为紧张和焦虑本身就会成为心理性性功能障碍的重要诱因。

（4）根据患者的性反应特点分析：性欲要求基本正常，勃起反应较迅速，勃起持续时间不稳定，有时出现勃起不能持续现象，有时勃起硬度难于进入阴道，性快感基本正常，性交频度较以往减少，手淫时阴茎勃起反应基本正常，以上等情况的出现，说明患者的性功能减弱程度轻微，多数是因为精神心理因素所致，或者是器质性疾病的初期、轻症阶段，往往通过心理调整、性技巧咨询或简单的药物治疗而获得改善或完全恢复。与上为情况相反的患者，可能就存在比较严重的性功能障碍，性功能减退比较明显，往往是器质性疾病所致，或者存在严重的精神心理异常，需要尽早寻求医生的帮助。

（5）是否患有某些影响性功能的疾病和服用影响性功能的药物：糖尿病、高血压、精神科疾病等均可以对男性的性功能构成严重威胁，这些原发性疾病的持续时间越长，对男性性功能的损害越严重，通过治疗恢复性功能的困难也越多。降血压药、某些抗生素、镇定安眠药、其他精神科用药等的长期大量使用，也可以明显地抑制男性的性能力，并且与用药的持续时间呈正相关。

（6）是否存在不良的生活方式及其持续的时间和强度：酗酒、吸烟过多、过度疲劳、烦恼、忧郁、困难的人际关系以及窘困的经济条件等问题，以及这些因素的持续时间和严重程度，都是造成男性性功能障碍以及难以恢复的重要因素。

而对于男性的性功能障碍的治疗，要从男科学角度对男性性功能障碍进行自我认识，这样，治疗上就可能事半功倍，只要自我对照，就不难发现属于哪一类型性功能障碍，有针对性地进行对症治疗，效果颇佳。从整体而言，性功能障碍只是男性身体生理功能的一种反应，治疗上必须因人而异，辨证施治。一般说，只要方法得当，在医生的帮助下，大多数性功能障碍男性患者是完全可以恢复男子汉的阳刚之气的。

4. 如何自我判断性功能减退的程度和病情轻重

对于许多"痿"君子们，或者那些怀疑自己是"痿"君子的，或者那些自我觉得已经与"痿"君子是"近邻"的男人们，如何准确判断自己的性能力是非常重要的。分析男人性功能的强弱应该从下面几个方面着手进行，例如性欲望是否正常、勃起反应的速度、勃起持续的时间、勃起的硬度、性快感强弱、性交频度、手淫时阴茎的勃起反应、晨起阴茎勃起、起病特点、合并疾病、使用药物、生活制度和饮食习惯等情况。

下列的几种情形可以帮助这类男人自我判断性能力，请自我对号入座：

（1）观察起病情况：男人可以注意观察勃起困难的发生是突然性的，还是不知不觉中逐渐加重的，前者多为心理刺激所致，可能有无明显的心理影响因素；而后者则多意味着存在器质性问题。

（2）根据患者的性反应特点分析：性欲要求基本正常，勃起反应较迅速，勃起持续时间不稳定，有时出现勃起不能持续现象，勃起硬度有时出现不能置入阴道，性快感基本正常，性交频度较以往较少，手淫时阴茎勃起反应基本正常。这种患者的性功能减弱程度轻微，多数是因为精神心理因素所致，或者是器质性疾病的初期、轻症阶段，往往通过心理调整、性技巧咨询或简单的药物治疗而获得改善或完全恢复。与上述情况相反的患者，可能就存在比较严重的性功能障碍，性功能减退比较明显，往往是器质性疾病所致，或者存在严重的精神心理异常，需要尽早寻求医生的帮助。

（3）观察晨起阴茎勃起情况：晨起阴茎勃起经常出现者，晨起勃起的硬度比较满意者，多为精神心理因素所致；而晨起阴茎勃起消失者，或勃起硬度非常不满意，往往是器质性疾病所致，或严重的精神心理障碍。

（4）性功能异常持续的时间：出现性功能障碍的时间越久，则说明病情越严重，器质性问题的可能越大；而性功能障碍出现时间很短的，可能只是一时性的性问题，千万不要紧张和焦虑，否则就会庸人自扰，不利于疾病的康复，因为紧张和焦虑本身就会成为心理性性功能障碍的重要原因。

（5）是否患有某些影响性功能的疾病和服用影响性功能的药物：糖尿病、高血压、精神科疾病等均可以对男人的性功能构成严重的威胁，这些原发性疾病的持续时间越长，对男人性功能的损害越严重，治疗恢复性功能的困难也越多。降血压药、某些抗生素、镇定安眠药、其他精神科用药等的长期大量使用可以明显地抑制男人的性能力，并且与用药的持续时间呈正相关。

（6）是否存在不良的生活方式、饮食习惯以及其持续的时间和强度：酗酒及吸烟过度、过度疲劳、烦恼、忧郁、困难的人际关系以及窘困的经济条件等问题，以及这些因素的持续时间和严重程度，都是造成男人性功能障碍以及难以恢复的重要因素。

5. 自我判断阳痿的误区

在遭遇性问题的时候，男人首先会自我判断性功能，其中部分男人可能由于性知识的缺乏或其他的许多原因，难以对自己的情况做出科学公证的分析判断，造成了他们错误地估计了"形势"，并因此而给自己造成了无尽的烦恼。其中的许多男人自我诊断阳痿，实际上是自己吓唬自己，但其恶果是可能会最终真的造成阳痿。常见的男人自己吓唬自己的几种情况如下：

（1）"一失足"成"千古恨"：男人在一生的性生活过程中，难免会因为情绪、环境、过度劳累、身体健康状况、夫妻感情等因素而出现一次或几次的不佳表现，尤其是新婚男人、婚前偷尝禁果者、婚外情者，遭遇这种尴尬的机会更多。本来这是不足为奇之事，在以后的夫妻生活中适当调整就可以重振男子汉的

"雄风"。错误地将其认为是阳痿,其实是违背了性生活特点和阳痿诊断的自然规律,于是让男人在脑海中留下自己性能力不济的阴影,可谓是"一失足"成"千古恨"。

（2）以妻子的高潮为标准判断男人的问题:把不能引起女方情欲高潮及快感看作是男人的无能和阳痿,这是更大的错误。男女的性反应过程是不同的,男女性功能特点之一即是"男快女慢",因而男人可以达到情欲高潮（射精）而女性仍然没有高潮,不能以女性的反应来确定男人的性功能状态。所以,男方如已射精,女方尚未进入性高潮,这至多是性生活不和谐问题,不应该认为是阳痿。

（3）手淫必然造成阳痿:手淫是未婚青年、住独身的男人、离异和丧偶男人、外出男人以及部分残疾男人中常有的性行为,是标准的性生活方式之一,与阳痿的发生没有直接关系。但有一些男人却担心手淫会诱发阳痿,并可能真的发生了阳痿,可能与手淫者的异常性心理活动有关,长期手淫招致精神与心理因素异常,手淫者往往处于焦虑、内疚、抑郁、不安之中,这种不健康的思维活动会妨碍性功能的正常发挥。

（4）晨起阴茎勃起减少且不坚了、平时勃起反应不明显了:许多未婚青年男人,尤其是即将结婚的男人常有这样的感受,觉得以前在晨起时、在接受到色情影视书刊刺激时、在想念自己心仪的女孩时、纵情于某种性幻想时,阴茎会自然地勃起并很坚硬,但是现在这种反应不明显,并因此而自我诊断阳痿,担心自己的性能力,甚至不敢结婚。实际上,通过神经反射引起的晨起反应性勃起和一切色情刺激都可诱发精神性勃起,但这种发生于平时的勃起状况很不规律,会随一个人的体质、思想、情绪等有所变化,有时好些,有时差些,这不是判断阳痿的标准。这些情况下的男人均没有真正的性交实践,没有来自于性伙伴的直接性刺激,而这种刺激是比视听触嗅等各方面性刺激强烈得多的。

（5）对妻子没有了反应、对"情人"却较理想:性交对象改变后发生勃起不佳不能成为诊断阳痿的标准。有的男人与自己妻子房事,也许出于没有新鲜感或因为生活琐碎之事烦心,发生勃起不佳,但在"外遇"时的房事却十分出色;相反的情况也存在。这些都是性交对象改变后出现的异常情况,但从真正意义上讲，具有这种"选择性"阳痿的男人还不是一个真正的阳痿患者，不能随便给这类人诊断阳痿，而应该进行心理调整和夫妻感情的密切，从而确保婚内房事的正常。

（6）频繁遗精会致阳痿：中国古老的性观念有频繁遗精大伤"元气"之说，并因此而让男人肾虚和伤"性"。实际上，这种顾虑是完全多余的，遗精与阳痿之间没有必然联系，健康未婚男子每月遗精2~3次完全是正常的生理现象，如果过频遗精可能与生殖泌尿器官炎症或某些生活习惯有关，如穿紧身裤、夜间睡眠局部太热、白天过分劳累等，适当矫治即可。

（7）早泄必然会转变成阳痿：有一些早泄男人后来的确发生了阳痿，但从医学角度讲，这往往还是心理因素在作怪，是由于早泄带给男人的一种巨大的压力所致，其中的部分压力可能来自于妻子。实际上，绝大多数的早泄患者是属于单纯性问题，与阳痿没有必然关系。

第四章
战胜男人的不 "性"

1. 出现性功能问题，别憋在心里

出现性问题是让男人十分沮丧的事情，而中老年男性遭遇性功能障碍影响的概率显著增多。中老年男性朋友，当遭遇男性性功能障碍困扰的时候，你们是如何选择排解方式的呢？答案肯定是各执一词。有人选择默默忍受，有人觉得跟配偶加强沟通十分有效，有人乐于向朋友倾诉，当然也有人选择求医。

美国《健康日》杂志发布新闻称，美国俄勒冈州立大学的一项对861名57~85岁的人进行调查发现，每人至少有一种性功能障碍，如性欲低下、性交疼痛、勃起功能障碍，或润滑不够。但是仅有不到一半的人会把自己的问题告诉医生，他们发现，是否告诉医生他们的健康情况，其结果是一样的，并因此面临很大的心理压力。但是男性往往通过和自己的配偶或朋友交流可以减轻他们的压力，心情变得会快乐些。

这项调查给了我们很好的启示：遭遇性尴尬的时候，中老年男性朋友首先在生活中通过与亲人及朋友沟通，可以缓解由于性功能障碍所遇到的心理压力，并在家庭内采取一些积极有效地措施，多数可能奏效，甚至部分人可以恢复和谐的性生活。下面简单介绍一些实用的自我调理技巧和方法。

①心态的调整：在日常生活中要保持性格开朗、胸襟开阔，并保持一定的幽默感，而不要精神抑郁，封闭自己，从而建立起更多的自信心和生活乐趣；②性心理状态的调整：要充分地自信，相信自己的性功能是正常的、强壮的，不要盲目地进补所谓的"壮阳"药物和各种保健品；③注意自我形象：外表的干净和整洁可以让别人对你的精力和魅力同样地敬重，并因此而赢得有能力和精力充沛的感觉，这不但对别人很重要，对自己就更重要；④坚持参加体育锻炼，保持良好的身材和体重：注意加强腰部的锻炼，如骑自行车、慢跑等；⑤饮食调节：多吃

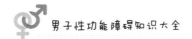

对身体健康有益的食物，例如新鲜蔬菜和水果，尤其是可以通过"食补"壮阳的韭菜、白瓜子、海产品等；⑥戒除不良的生活制度和习惯：平心静气地逐渐开始调节生活方式，改掉一些"伤性"的习惯，少吸烟、不酗酒、戒赌、尽量不要熬夜等不良习惯，不要让身体进入疲劳状态，并且保持时间充足而且有效的睡眠；⑦适当服用抗衰老的药物：维生素 E 和维生素 C 等具有延缓身体衰老和性衰老的作用，可在医生的指导下服用；⑧定期接受健康检查：及早发现潜在的伤"性"疾病，如高血压、糖尿病等，尽早救治，可以让疾病对性功能的损害减少到最低限度。

此外，夫妻之间要多交流、短期可（在医生指导下）用一些保健品等措施都有一定的作用。在经过一段时间的家庭内自我调整无效时，应找专业医生咨询和接受必要的检查，最好夫妻同治。通常来讲，走进笔者门诊（男科学门诊）接受诊治的性功能障碍患者，接近 1/3 是求治性功能的，其中的绝大多数是中年男性，而这些中年男性中的多数并没有明显的器质性疾病，性功能下降多在情理之中，并非属于阳痿范畴，只要进行必要的调整就完全可以走出疾病的阴影。但是，一旦他们因为性功能问题盲目地与自己以往年轻时的性能力或商业炒作的猛男相比，必将造成巨大的紧张焦虑，甚至不惜花费大量的金钱求治，其结果往往是不佳的，也是不值得提倡的。

2. 男人性功能障碍治疗的现状

随着年龄的增加，中老年男性必然要出现不同程度的性能力逐渐减退。性功能减退、性欲低下、勃起功能障碍、早泄、不射精、遗精、逆行射精等是常见的男子性功能障碍。在 40～70 岁年龄段中，51% 的男子患有不同程度的勃起功能障碍，俗称阳痿，简称 ED。ED 不仅常见于中老年男性，而且在青壮年人群中也有发生，直接影响男子汉的自尊心、夫妻感情及家庭稳定，成了成年男子的难言之隐。

万艾可（Viagra）的问世，为众多的男士带来了光明，但同时也带来了很多问题。由于 ED 的病因十分复杂，与心理障碍、环境和社会因素影响、躯体疾病、药物等关系密切，绝大多数属于器质性因素，或器质性因素与心理因素同时存在，对全部 ED 患者应用这一种药物治疗显然是不现实的，而且 ED 的出现往往可能是某些全身性疾病的前驱症状。因此，重视对 ED 的全面认识和综合治疗可以使更多的患者得到有效治疗，并使许多与 ED 相关的疾病得到早期诊断和治疗。

目前，对男子性功能障碍，尤其是 ED 的诊断和治疗，与人们的期望值还有很大的差距，应用于临床的所有治疗手段和方法都有一定的局限或副作用，还远不能适应生殖健康的需要，只有对其发病机制、诊断、治疗药物和治疗方法的深入研究，才可能实现真正意义上的生殖健康。

3. 男性怎样应对性欲低下

 性欲低下的男人很普遍

人们总是戏称男性是"用下半身思考问题"的动物。但中国人民大学性社会学研究所进行随机抽样调查后得出的一组数据，不禁让人感叹，男人的下半身也经常会不管用。在男性总体中，有 15.4% 的人一直或超过两个月，对性没有兴趣；偶尔有过这种情况但不到两个月的人更多，达到 31.4%；即使是在 18 ~ 29 岁的年轻男性中，这两个比例也分别占到 14.6% 和 22.5%。这不得不让人深思：现代男人怎么了？究竟是什么让男人失去了"性"趣？只有在明白了其深刻原因的

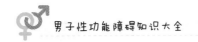

情况下，才有可能真正帮助男人走出性欲低下的困境。

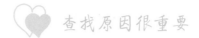

查找原因很重要

抛开影响性健康的严重疾病以外，男性性欲衰退并失去"性"趣的情形可以区分为两种。第一就是工作压力大、过度劳累，生活方式不健康，影响了性功能，这时男性是"有心干不了"；第二就是男性"心"不在了，要么有了第三者，要么仅仅是对妻子厌倦了。但无论性欲衰退的原因何在，都会影响夫妻感情，给彼此都造成巨大的伤害。试想，曾经充满缠绵情意的丈夫开始变得冷漠，一味逃避夫妻生活，妻子心里是何种感受？长此以往，可能会造成家庭破裂。

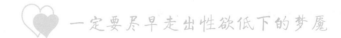

一定要尽早走出性欲低下的梦魇

男性一旦出现性欲衰退，应该积极寻求解决的方法，因为长期没有正常的性生活，会影响男性的正常性功能，甚至可能导致勃起功能障碍（ED），因为男人的性欲衰退和 ED 常互为因果。一方面，人的多种技能都是后天学来的，并需要不断地练习和复习，性能力也不例外。从生理角度上说，勃起的过程是神经血管在做"体操"，神经负责传递信号，血管最终完成"充盈灌注"动作。长期不过性生活，难免发生信息不通、动作不灵的"事故"。另一方面，ED 患者大多面临着"有心无力"的局面，对性生活也兴趣寡然，长此以往只会造成问题恶化。

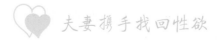

夫妻携手找回性欲

夫妻同治是最好的解决之道。一旦丈夫出现性欲衰退并导致 ED，应该提倡"夫妻同治"。女性是男性性功能的见证者、受害者、康复的支持和直接参与者。要想男人的性健康保持良好状态，妻子首先要负起这个责任来，夫妻两人在生活方式、日常习惯方面都要注意。必要时还可以在妻子的协助下接收专业医生的指点和治疗，夫妻同入诊室，与医生面对面交流，然后在医生指导下共同接受治疗，这样男人的问题才好解决。

如果丈夫只是心因性 ED，那么建议夫妻双方开诚布公地交流思想和情感，加强沟通，还可以接受必要的性心理辅导，教他们相互表达情爱的正确方法，让其在交流中获得愉快感受。一个善解人意的妻子胜过世界上任何壮阳药物。

 青年人性欲低下更应该重视

一位青年患者写来咨询信向我们求救，信中写道："我今年还没到 30 岁，对性生活就没了兴趣，以后的日子将怎样度过，夫妻还怎么在一起生活，都是我将面对的难题。常常要面对妻子无言的谴责，心里真的不是滋味。像我这种情况是怎么回事，需要吃药治疗吗？年纪轻轻就没了性欲怎么办？"

通常人们对老年男性的性趣丧失并不以为奇，但是对于年纪轻轻的青年男性就对性生活失去兴趣，性趣丧失来的的确有点早，这会让男人很担心，其中一些男人可能要选择使用一些所谓的"壮阳"或"催欲"药物来提振自己的性能力了，就如同咨询者一样准备考虑选择吃一些药物来治疗。但从专业角度来看却不建议这样做，这类男人目前不要着急吃药治疗，而应该先找找没有"性趣"的原因。

 找回性欲有系列办法

首先，应该确认自己有没有在相当长的一段时间内的过度疲劳、透支健康等不利情况存在。30 来岁正是男人精力和体力都很强盛阶段，也是为事业奋斗的黄金时光，因为工作而紧张、疲劳、熬夜和精神压力较大的现象普遍存在，并不令人感到意外。长期如此，会给男人的身心带来极大的负担，从而影响性欲。调整工作状态，做到劳逸结合，缓解工作压力，将让男人受益良多。

其次，反省和妻子的感情，是否因为家庭生活的琐事所烦恼，因为了无生气的生活或时光流逝而趋于情感平淡，缺少了内在激情。如果对妻子的感情已经平静如水，当然难以燃起性爱的火花。此时最好冷静下来，仔细思考问题的症结，并和妻子一起努力调整。经营爱情是美满性生活的前提。

第三，反思一下自己的性交能力是否下降了。除了性观念异常外，一些男性性欲下降并不是真的发自本心，而是情势所迫。男性如果性功能减退了，无论是内在原因还是外部因素，都将在性生活中难以有满意的表现，并因此而频繁获得配偶的批评和责备，鼓励言语更是难以见到。久而久之可以让男人望"性"却步，不敢沾惹配偶的身体，强行压制内心的欲望。但是他们的内心是迫切渴望恢复性交的。对于这类男人，改善性能力，掌握一定的性交技巧，把握合适的性交时机（身体体能强劲、激情高昂、妻子积极配合、不受外界各种干扰等），回避不利时机（患病、过度疲劳、酗酒、夫妻感情不睦、环境不好等），使其在性交中能够有满意的表现，就可以迅速恢复男人的强烈欲望。

此外，偏食、饮食过分清淡，可能影响内分泌系统和免疫系统，导致性欲衰减，并容易患各种慢性疾病。酗酒、大量吸烟等不良嗜好也会耗竭男人的青春活力，影响内分泌激素水平。此时的最佳治疗方式是从生活中的点滴做起，调整生活方式会有所帮助。

如果在一段时间内尽了一切努力，仍不能凭借自然方法恢复性欲，不能摆脱性欲低下的困扰，那就可能需要咨询心理医生或由男科医生来帮助筛查相关的病因，例如男人可能是患上了某种影响性欲的疾病，并可能需要药物治疗。例如适量补充雄激素。此时应选择有资质的医院和可靠的医生，在他们的指导下选择适当的诊断方法，并合理使用药物，则多可奏效。为了快速改善男人的勃起功能，医生往往会开具 5 型磷酸二酯酶（PDE5）抑制剂类西药，如西地那非、他达拉非或伐地那非等。服用后获得的成功性交能力，再加上妻子的鼓励，男性就可以重塑自信心，勃起功能多可迅速恢复。PDE5 抑制剂类西药是目前临床上普遍使用的治疗 ED 的一线药物，疗效确切，它不会作用于大脑中枢神经，因此不会产生依赖性，使用也非常安全。

4. 盘点 ED 的常用治疗方法

现代医学的飞速发展，已经为治疗男人的 ED 开辟了广阔的空间。与十几年以前相比，现代的男人有着众多的治疗方法和手段可以选择，主要包括如下几个方面：

（1）方便易行的口服药物：枸橼酸西地那非（商品名：万艾可，俗称"伟哥"）以其服用方便、效果肯定、安全性好等优点受到医生的青睐和 ED 患者的欢迎，是目前治疗 ED 理想的首选口服药物，有效率高达 70%～80%。由于其外观呈现蓝颜色，故有人又将其称为"蓝精灵"。甲磺酸酚妥拉明分散片（俗称"俏哥"）是 α 肾上腺素能受体阻断剂，可以让平滑肌松弛而使阴茎勃起，口服后 15～30 分钟达到最大的血药浓度，对心理性阳痿和混合性阳痿有效率分别为 80% 和 60%，副作用轻微且短暂，但必须专科医生指导使用，以避免不愉快发生。

（2）经尿道给药和外用药物：经尿道给药的治疗方法是兼有局部给药使得局部的药物浓度较高，同时又不需要注射（非常方便）的特点，出现了很多药物剂型，如前列地尔（前列腺素 E_1 乳膏）具有快速、安全及简便的特点，人体临床试验平均有效率达 75%。

（3）阴茎海绵体血管活性药物（ICI）的成功应用和不断完善：由于 ICI 对轻中度血管性 ED 患者可以诱发有效的阴茎勃起，并对勃起组织和神经血管起着有益的局部作用，为 ED 的治疗提供了一个新的途径。它具有简便、起效快、效果确实等优点，近年来国内外专家对于该技术的不断改进，使之日臻完善，副作用也明显减少。所以，虽然对于器质性 ED 患者不能根除病因达到根本治疗的目的，需要每一次房事前注射一次，但仍然被广泛接受为治疗 ED 的有效手段，尤其是对于那些治疗失败、不能耐受或不愿意接受其他疗法的 ED 患者。

（4）安全的非侵袭性的负压吸引装置（VCD）在血管性 ED 中的应用：VCD 已被广泛用于 ED 患者的治疗，尽管效果不甚理想，勃起不够坚挺，但较之手术、阴茎海绵体内自我注射、假体植入等治疗方法更方便而接近勃起的生理过程，基本上适用于各种类型的 ED 患者，尤其是对于那些不愿意或不能进行繁杂检查和介入性治疗的患者，是有效、安全、简便、非侵袭性而价格又较为价廉的方法，可完成性交者达 82%，满意率约 78%，并可以通过与其他方法的联合应用来提高治疗效果。

（5）血管重建术和静脉阻断术：包括阴茎血管重建术和阴茎静脉阻断术。

1）阴茎血管重建术：治疗目的是将阴茎动脉血供异常造成的血流量和灌流压减少提高到较高水平，以保证阴茎完全勃起的需要。血管外伤后的患者手术治疗成功率较高。腹壁下动脉 - 阴茎背深动脉血管重建术是目前治疗成功率最高的，只要选择合适的手术治疗对象，血管重建术治疗动脉性 ED 还是安全有效的。

2）阴茎静脉阻断术：治疗目的是要在阴茎勃起状态时减少静脉回流量，严格的筛选适应证可以使治疗成功率从 44% 提高到 70% 以上。尽管全面的术前检查和熟练的显微外科技术可以减少术后并发症，增加治疗成功率，有效地防止吻合口纤维化、血管内膜增生、血管栓塞，保持吻合血管的血流畅通，但目前还没有一个治疗静脉漏十分理想的手术方法，40% ~ 50% 术后可能失败，30% ~ 40% 远期效果不佳，疗效逐年递减，这在很大程度上是由于海绵体平滑肌病变本身造成的，且约半数的患者需要借助于阴茎海绵体内自我注射或负压真空吸引装置来维持性交，可能的预后影响因素很多。所以，除了单纯性的严重的静脉漏可以进行手术治疗外，静脉漏患者一般都采取其他的方法解决性功能问题，而不是手术治疗。

手术后很快出现新的静脉漏，可能与海绵体窦状隙纤维和内皮的破坏、白膜张力的丧失、坐骨海绵体肌的功能障碍和可能的生化因素有关。这些造成 ED 的根本原因可能与衰老或高脂血症引起的血管弹性改变有关，在真正的病因被认清之前，单纯的静脉阻断术不可能解决根本问题。

（6）阴茎海绵体内假体植入是治疗严重ED的最后手段：适用于海绵体的器质性病变对其他疗法无效的患者。近年来该技术已经有很大改进，可选择的假体种类繁多，主要取决于患者的意愿和经济情况，几乎可以使所有的严重ED患者获得满意的性交。

（7）心理治疗和综合治疗在ED患者康复中具有重要作用：由于ED的发展往往是渐进性的，患者常不愿意主动就医或得不到及时有效治疗，或者面对着如此众多的治疗方法而无从选择。长久的ED使绝大多数患者都合并精神心理因素，害怕性交失败，有些人的精神心理因素可能十分严重。所以，心理治疗占有绝对重要的地位，需解除患者的精神顾虑，可能会使治疗效果更佳。与患者多次进行交谈，进行性知识的普及和宣传，同时让患者摆脱羞怯心理，配合其他的治疗方法，并动员妻子主动参与丈夫ED的治疗。

5. 万艾可（"伟哥"）和它的"近邻"们

枸橼酸西地那非（商品名：万艾可，俗称"伟哥"）最初是用来治疗心血管系统疾病的药物。但是，在进行分组临床观察中，没有观察到医生需要的"理想"结果（改善心血管功能），却意外地发现了它的新作用：可以促进阴茎勃起。许多参与用药观察的男人明显地觉得自己的性能力强劲了，"床上"的表现大为改观了，即使在研究结束后的这些男人仍然不断地向医生索取药物，因此引起了医生的"警觉"，发现了万艾可的"性"用途，并获得了众所周知的名字："伟哥"（图4）。伟哥的发现，可以说是男性学治疗领域的一次重大革命，也是美国食品药物管理局（FDA）批准的第一个治疗男人阳痿的口服药物，给全球数以亿计的

"痿"男们带来了希望的光芒。

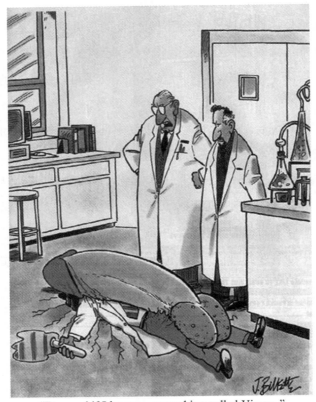

"Damned if I know ... something called Viagra."

图 4 "伟哥"的发现

万艾可（伟哥）是美国辉瑞公司在 1998 年 3 月向世界推出的治疗阳痿药物，并于 2000 年 6 月底获得在中国上市的批准。伟哥一经出现就引起了医学界的格外关注，并被新闻媒体爆炒了个热火朝天，可见该药用于阳痿的治疗确实名副其实，获得了有口皆碑的效果，以往认为非常难以治疗、合并其他疾病（糖尿病、高血压、抑郁症等）的阳痿患者，也有恢复性生活的相当比例。尽管药价不菲，"痿"哥们仍然乐此不疲。与社会上大量存在的"痿"哥数量相比，现在的伟哥销量简直是微不足道的，也远不能满足"痿"哥们的需求。

许多商家看中了这其中的巨大商机，纷纷炮制了"牛哥"、"虎哥"、"威哥"、"伟姐"、"伟嫂"等，各种国内炮制的"土"伟哥也纷纷登台，希望能够与伟哥套近乎，顺便也能够谋些利益。各种非法途径来源的伟哥几乎占据了伟哥销量的主体。假伟哥也大量涌入消费市场。根据某项调查结果显示，一些"壮阳"药物内擅自添加伟哥（枸橼酸西地那非）成分，上海药监局对 139 个批次的保健药品和保健食品的抽查结果更令人担忧，其中有 103 个批次、60 多种保健食品中非法添加了枸橼酸西地那非；并已经为北京市药监局查处十几种之多，但是类似的壮阳药物还大量存在，广泛分布在全国各地，并以各种不同的面目与"痿"君子们进行着零距离接触。许多由于"窝藏"了枸橼酸西地那非而耀武扬威的壮阳药物，或所谓的祖传秘方，实际上也是变相与伟哥"亲近"的结果，这不仅不利于有效地选择正规合法的药物治疗阳痿，还使得有效的药物剂量难以控制，添加的其他成分彼此间也难免发生相互影响而容易发生不良反应和后果，应该让广大的消费者注意到这一点，并增强自我保护能力。

值得提出的是，人类的性欲和性反应是受到多种因素综合控制的，"伟哥"毕竟不是包治所有阳痿患者的万能灵药，还无法直接起到催欲和改变心理体验的作用。所以，治疗阳痿还不能让"伟哥"独自挑起重任。

6. 你会正确使用"伟哥"吗

使用万艾可（"伟哥"）的方法非常重要，万艾可只能在医师指导下使用。不科学的使用万艾可，可以使你难以获得满意的治疗效果，甚至可以没有任何治疗效果，并可以招致不必要的副作用。一些患者常常会抱怨花了钱，但是服用药物却没有任何效果。这固然与万艾可治疗阳痿的效果不可能是百分之百有关（ 70% ~ 80% ），但是对药物的使用不当是重要原因。这一方面可能是给你处方药物的医生没有详细地讲解，也可能是由于患者在使用过程中没有按照医生教给的方法去做。为使万艾可发挥更好的疗效，请你注意以下的事项：

（1）不要轻易地改变药物剂量：万艾可有 25mg、50mg 和 100mg 三种不同剂量，医师根据你的情况会告知你的初始剂量，你可以告知医生自身的体验，医生会帮助您找出最佳剂量。若你的年龄超过 65 岁，或者有严重肝、肾疾病时，医师可能会让你从最低剂量（25mg）开始用起。医生为你处方的药物剂量是经过多方面考虑决定的，随意增加或减少剂量可能都有问题，如果你认为你需要较大的剂量时，请首先询问医师。盲目地增加药物剂量可能招致较大的副作用，对于更加强化性功能也没有太大的帮助；减少药物剂量可能难以达到你的要求，使你在夫妻生活中难以有出色的表现。

（2）在性生活前约 1 小时服用万艾可：在性兴奋状态下，万艾可在服后 30 分钟到 4 小时内均可帮助你达到勃起。药物在人体内的最高浓度是在服用后 1 小时获得的，此时也应该是药物效力最强的时候，也可以使你获得最佳的阴茎勃起能力。

（3）空腹服用：服用药物应该在空腹条件下或在饭后 2 小时后为好，因为食物可能影响药物的吸收和效果，若你在吃完高脂肪食物后服用万艾可，则需要较长时间才能发挥疗效，因此该药物严格标明需要空腹服用，而希爱力由于具有良好的药代动力学，而不受饮食的限制，可以不顾忌饮食和适量饮酒。

（4）万艾可发挥效果是需在性刺激下才有效：服用万艾可后，不要无所事事地等待性生活时机，而要有性交的前戏活动，包括与性伙伴的调情、拥吻、触摸等，这可以增强你的性情趣、感受和阴茎的勃起硬度；若没有性刺激，不会引发阴茎的强烈勃起。

（5）每日最多服用一次：如果在使用万艾可后没有获得满意的阴茎勃起，有些男人可能不甘心浪费大好的时机和破坏良好的情趣而选择追加药物。这样做是不好的，可以明显增加药物治疗的风险，并可能因此招致不必要的副作用。

（6）联合其他治疗方法：万艾可可以和其他治疗阳痿的方法合用，以增加阴茎勃起的效果，起到协同或相加作用，并可以适当地降低万艾可的用量，因而降低治疗费用，如其他口服药、阴茎海绵体内血管活性药物注射（ICI）、尿道内给药，假体植入或负压缩窄装置（VCD），但必须在专科医生的指导下进行。

（7）万艾可并不适用于所有的人：小部分阳痿患者使用万艾可可能没有任何效果；对于有严重副作用和不能承受性交的男人千万不要冒险；对于性功能正常的健康男人，服用万艾可并不能使你的性功能锦上添花；万艾可只适用于治疗男性 ED 患者，并不适用于儿童及女性，请不要让其他人服用你的万艾可。

此外，为了使万艾可治疗能够获得满意的效果，夫妻间的身体健康状况、体质、精力和情趣等都非常重要，一定要选择双方没有任何影响性生活的疾病、双方的体力和精力都比较充沛、双方对性生活的情趣比较高的时候，至少不是在极其反感的情况下进行性生活。选择一个温馨舒适的环境，不被外界打扰也很重要。

7. 首次服药时是大剂量好？还是小剂量好

现有治疗阳痿的 3 种磷酸二酯酶抑制剂希爱力、艾力达和万艾可都广泛应用于临床，疗效是肯定的，但是如何在正确使用药物的前提下获得更大的疗效和有效率，一直是医生和患者追求的目标，包括药物剂量的选择，尤其是首次用药剂量。用药剂量既能够达到满意疗效的最小药物剂量，又没有副作用，这是医生和患者都追求的。在选择伟哥类药物治疗勃起功能障碍过程中，首次剂量如何选择，引起了医生们的争议。

有的医生认为，使用药物应该从小剂量开始摸索，一点一点地逐渐增加剂量，直到达到满意的治疗效果。这样考虑的出发点是比较经济、安全，也可以达到准确判断药物剂量的作用，是比较风行的思维模式，在临床实践中广泛应用。

持不同意见的医生则认为，与治疗其他疾病明显不同，勃起功能障碍属于身心相关疾病，患者存在明显的心理障碍，心理因素在疾病的发生与进展中的作用不可低估，而患者迫切渴望迅速改善阳痿的尴尬局面也必须给予充分考虑。如果初始药物剂量选择不好（比如过小的药物剂量），常会让患者难以获得满意的勃起，也不能完成美满的性交，甚至性交失败，男人和女人对性康复的渴望与激情遭遇打击，可能会导致患者及其配偶对后续治疗自信心的严重丧失，而自信心在勃起功能障碍等身心相关疾病康复中的作用是不可低估的。

设想一下，如果某男人对希爱力的有效治疗剂量在10mg，如果给予20mg，则肯定有效，随后减少到10mg也应该有效；而从5mg开始治疗，则无效，患者尝试性交必定以失败告终，对自身自信心的打击姑且不谈，如果是长久没有性事的妻子，在经历新一次打击后，还愿意再给丈夫尝试的机会吗！即使还有机会，那么这期间的痛苦与失望，甚至冷嘲热讽，难道不是对男人能力的打击和蔑视吗！再次给这个已经尝试并失败的患者使用10mg的药物则未必会有效。

想明白了这个道理的医生们，普遍愿意从大剂量使用药物开始来治疗阳痿患者，获得的治疗有效率要高于小剂量开始者，其结果不同自在情理之中。当然，选择药物剂量必须在患者愿意接受，且没有禁忌证的情况下进行，例如对于65岁以上的男性，尤其是那些合并心脑血管疾病的患者，医生是不会冒险首先尝试较大的药物剂量的。

8. 一定要去医院购买"伟哥"吗

本着对人民身体健康负责的态度，在2000年伟哥（万艾可）刚刚进入到中国的时候，国家管理部门对伟哥的使用有明确规定，必须在二级医院以上的单位，由男科或泌尿外科主治医生及主治医生职称以上的人员开具处方，以进一步确保安全和正确使用伟哥。

随着药物的广泛应用，医生和公众都对这类药物有了一定程度的了解，对处方医生的要求变得不再那么严格了，逐渐扩展到其他专业的医生也可以开具处方伟哥，甚至药店也可以凭借医生处方卖药了。个别人甚至没有看过医生，没有医生的处方，也可能通过许多渠道获得药物。那么，医生的作用是否变得不重要了，甚至是可有可无？回答显然是否定的，在医院里购买药物可以得到专业医生的具体指导，主要包括如下几个方面。

（1）是否应该用药？这是由专业医生来判断和决策的，包括药物是否能够给患者带来利益、患者是否有禁忌用药的不利情况。一些偶尔出现性功能不佳的患者，绝大多数不需要进行药物治疗，而只要自我调整就可以了；而某些疾病及药物的使用，可能与伟哥有冲突，不掌握用药的禁忌证，可能招致健康伤害，甚至有生命威胁。

（2）使用多大的剂量？药物剂量也应该由专业医生确定。由于疾病的严重程度不同、合并疾病不同、患者的年龄不同、对性功能改善的迫切程度不同，各种情况的差异，使得在药物剂量选择上存在较大的不同，以希爱力为例，有的患者可能需要使用 20mg 尚且显得效果一般，而有的患者仅需要 5mg 就足够了。

（3）如何调整药物？是否需要调整药物的剂量，患者难以自我掌控。随着疾病进程的不断变化，有些患者可能需要加量来获得足够的疗效，而有的患者需要减量，甚至逐渐停药。

性功能障碍是比较复杂的疾病，常与其他疾病并存，如糖尿病、高血压、前列腺增生等，如何协调其他疾病与性功能康复的关系，需要多科医生的协调完成，还往往需要配合其他类药物来治疗患者的共病。

（4）如何让药物获得最佳疗效？治疗性功能障碍问题较其他疾病复杂很多，需要患者在选择性交时机、性交常识、使用药物方法等一系列问题方面都需要在医生的指导下进行。

一项调查显示，绝大多数患者都是通过首先看医生后，才认识到伟哥类药物的，并在医生的指导下完成了初次的尝试。在患者接受过专业医生的系统诊疗和咨询后，处方伟哥并得到具体指导，应该会获得一定的"甜头"。随后，许多患者开始觉得到医院看病比较麻烦和耽误时间，选择药店等其他便利途径本无可厚非。但是当你们遭遇到上述诸多难以掌控情况时，还是要再次回到医院，向医生求助为妥，不要盲目自我探索。

9. 如何防止买到假药

为了获得真正的伟哥，患者应该注意以下事项：①到国家正规医院去求医并购买，也可以到国家正式批准和有经营许可的药店购买；②仔细审视药物的外包装，制作粗糙且药名有"套近乎"嫌疑的药物要当心；③看看药品的说明书，如果是"健"字号的都是保健品而非药物，只有"准"字号的才是正规治疗药物；④不要贪图便宜，许多假药由于制作成本低廉，往往以比真药价格低许多倍的诱惑来吸引消费者；⑤增强自我保护能力，一旦发现假药，要及时报告相关部门处理，从源头上杜绝假药的滋生土壤。

10. 了解一点万艾可的副作用和禁忌证

使用任何药物都可能有不同的副作用，这是在所难免的，万艾可当然也不例外。

然而，万艾可的安全性是无可非议的，经常出现的副作用都是比较轻微和短暂的，也不应该影响万艾可的继续使用。有些副作用在服用高剂量万艾可时常发生，如面部潮红、头晕、头痛、鼻塞、消化不良等，比较少见的副作用包括暂时性视觉色彩改变，眼睛对光敏感度增加、视物模糊。实际上，在众多的副反应中，其中的许多表现也难以与性高潮时出现的性反应情况相互区别。

极少数情况下，可能会发生阴茎的异常勃起（勃起达数小时之久），若勃起超过4小时，请立刻去找医师就诊。万艾可也可能引起药物说明书未提到的副作用，若你想了解更多的信息或担心产生其他的副作用，请向医师询问。

至于许多人担心的生命安全问题也不是空穴来风。万艾可在国外刚刚起用时，确实有过心脏意外、中风、心律不齐甚至死亡者，但真正死于万艾可者却寥寥无几，这些病例中大多在服药前有心脏疾病。据美国 FDA 报告，目前还没有证据表明这些事件与万艾可有直接相关性。因此，在使用万艾可前，主要需要了解的是应用者是否有合并的比较严重的疾病，尤其是应用者是否能够承受得起性生活所需求的巨大的精力和体力支出。现在已经证明，万艾可与硝酸酯类（一种治疗冠心病的药物，如硝酸甘油、硝酸异山梨酯等）同用会导致血压急剧下降，无论是规律服用或间断服用硝酸酯的患者，绝对禁忌同时使用万艾可。只要万艾可不与硝酸甘油等硝酸酯类药物共同应用，使用万艾可一般并无危险。你若对自己家里的常备药物不熟悉，单从药名难以判断某些药物是否属硝酸酯类药物，请向医生咨询。

在性生活过程中，对男人的精力和体力付出较大，因此加重了心脏的负担，所以在应用万艾可治疗前，请先向医师咨询你的心脏是否能够承担性生活带来的负担。千万不要为了获得性爱而忽视了对生命的威胁，毕竟与爱情相比，生命要重要得多。只要留得生命在，尝试性爱的机会还是存在的，而反之则不然。

若你有或曾经有过下列的情况或疾病，请告知医师，让专家帮助你判断是否可以应用万艾可、如何应用万艾可以及应用万艾可的注意事项。主要包括：心脏问题（心绞痛、胸痛、心功能衰竭、心律不齐、心肌梗死等）、中风、高血压或低血压、色素性视网膜炎、肾脏疾病、肝脏疾病、血液病（如镰状细胞贫血，白血病）、对万艾可的化学成分西地那非或制剂中的其他成分过敏、阴茎畸形、阴茎海绵体纤维变性、曾经出现过异常勃起（阴茎持续勃起超过 4 小时以上）、消化性溃疡或其他出血性症状、正在服用其他药物。

请告诉医师你目前正在服用的其他药物，因为有些药物会改变万艾可的发挥药效方式，在你准备服用其他药物前，亦请先向医生咨询。

此外，国家对万艾可的使用有明确规定，必须在二级医院以上的单位，由男科或泌尿外科主治医生及主治医生以上的人员开具处方，进一步确保了安全和正确地使用万艾可。

11. 使用"伟哥"的男人，该如何向妻子开口

男人在一生中，因为性经验不足、心情情绪异常、工作压力大、经济困难、夫妻感情不睦、身体健康状况差及劳累等诸多因素，都可能有一过性的一次或几次性功能异常，包括勃起功能障碍（俗称阳痿）、早泄、不射精等。性活动是夫妻两个人参与的事情，男人的性问题必将带给女人很大困扰，女性的反应可以是不理解、担心、怀疑、斥责等，严重的还可能闹到离婚的结局。此时的男人该如何与女性沟通，值得探究。以下的几个策略供参考。

（1）勇于向妻子"坦白"，争取从宽：问题固然出现在男人身上，但是受到影响的却不仅仅是男人自己，妻子是其功能更障碍的最大的受害者，同时也是见证者。妻子的充分理解和配合，可以帮助丈夫度过性危机；反之，不理解、不支持、甚至冷嘲热讽，可以把一过性的性功能异常变得不容易康复，甚至是永久性异常，再要后悔也晚了。当男人出现了问题后，尽量不要对妻子隐瞒，隐瞒实情不仅不利于疾病的康复，甚至还能产生许多隐患，包括各种各样的猜忌和情感问题，使得情况变得更加复杂和难以挽回。应该向妻子坦言事情的真相及产生原因，征得妻子的理解。

（2）请求妻子配合性康复治疗：单纯征得妻子的理解是不够的，妻子应该成为男性性功能障碍康复的支持者和直接参与者，遭遇"性艰难"的男人需要妻子的援手。因此，建议丈夫主动恳请妻子加盟，夫妻协力抗阳痿。实际上，男人的这种"事"跟女人有直接关系，妻子的想法、态度和行为都会给患病的丈夫带来举足轻重的影响。如果女人保持冷淡的态度，或者仅仅是以旁观者的心态静观事态的发展，都不是一个友好的表现，也是男人"扫兴"的重要根源。

同样的情况，如果有福气的男人娶到一个好老婆，能体贴他，那结果就大不一样了。幸运的男人遇到了非常关爱自己的女人，可以得到了妻子的理解、支持

和治疗配合，可以在家庭内完成性康复过程，或者在医生的帮助下来完成，同时还可赢得了丈夫的真心。

实际上，遇到这种问题时，夫妻彼此也应该冷静下来，仔细分析造成性生活失败的原因，多数患者在家庭内部进行必要的调整就可能奏效。

（3）办法很全面、具体：在具体的家庭内部调整丈夫性能力的方法有很多，姚德鸿教授为家有"痿"君子的妻子们精辟地总结了如下 6 条经验：①坦然面对、宽容处理；②感情熏陶、亲昵无比；③消除顾虑、主动交流；④调整频率、改变方式；⑤适当分床、适时小别；⑥温馨家庭、丰富生活。

让妻子做到这些的确有些苛刻了，但这些协同治疗措施都是为了爱，是一个真正好妻子的试金石，而且这些措施也确实是治疗男人性欲减退和性功能障碍的一剂"灵丹妙药"。许多医生都体会到，这一招"百试不爽"。

总之，夫妻间的问题，多半出在沟通欠缺上。努力行动起来，挽救一个家庭，拯救一段感情，与妻子沟通、再沟通，给对方一个知情权和参与权，也给自己一个公平的康复机会。

12. 希爱力让我们夫妻自由选择亲密时刻

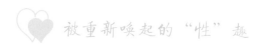

被重新唤起的"性"趣

尽管刚刚进入花甲年龄的我，身体健康，啥毛病都没有，但已经有多年都不能满足老伴的需求了，每次做爱无非是做做样子，还经常惹得她不愉快，尽管偶尔借助于手的力量为她服务，仍然难以让她满意。近年来，不断地看到、听到各种媒体宣传性知识，让我和老伴也蠢蠢欲动起来，似乎看到了一丝希望，谁不希望能够保持青春活力和旺盛的性能力呢！况且听说维持规律的性生活还有利于身

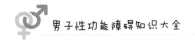

体和心理健康。在进行了一番思想斗争之后，我和老伴终于鼓起了勇气，求助于正规医院。

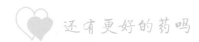 还有更好的药吗

接待我们的医生还是很负责任的。在听了我的情况介绍后，为我进行了一般健康状况和生殖器官的检查，并进行了性能力的专科检查和生殖激素分析。

再次复诊时医生告诉我们，"你的健康状况还很不错，生殖激素水平也在正常范围，只是彩色多普勒超声检查提示阴茎动脉的血液供应稍微减少了一些，这也是你这个年龄段男性的非常普遍现象"。随后，医生给我开了2片万艾可，并告诉我可以在每次性交前1个小时口服1片。带着对美好生活的期盼，我开始尝试使用万艾可。

我清楚地记得，第一次是在老校友聚会那天，都是成年人了，大家在饭桌上谈论着每个人的家庭生活和子女情况，后来的话题竟然转移到性问题上，彼此毫无顾忌地调侃的十分热烈，每个人似乎都焕发了青春活力。酒足饭饱回到家里，"性"趣仍然昂扬，在服用了1片万艾可后，等待着那激动人心的1小时的到来。全身心的等待并没有迎来那激情时刻，反倒渐渐地变得平静下来，并泛起了一丝困意。

第二次用药后，还是在期盼中与妻子闲聊，谁知道竟然因为话不投机而引起了一场不愉快的争吵，我们夫妻几乎翻脸，再次让近在咫尺的性爱擦肩而过。

两次机会，却遭遇了两次失败。我们再次找到了为我们诊治的医生。听过情况介绍后，医生帮助我们分析了两次失败的原因："第一次是由于饭后服用药物，大量的油腻食物和酒精让药物丧失了威力；第二次的不佳情绪是让药物败阵的主要原因"。妻子迫不及待地问道："使用药物竟然有这么多的限制，简直太不人道了，情爱应该是随心情和情绪而自然引发，难道人的性情真的要被这样死规定束缚吗？还有更好的药物吗？"

我们希望自由选择亲密时刻

"当然有了，你们可以尝试使用希爱力"。医生为我们重新处方了希爱力，并告诉我们，"这次可以不必受许多的严格限制，药物不受食物的影响，而且持续时间比较长，你们可以在 36 小时内自由选择性交时机"。

又是一个夜晚，我服用 1 片希爱力。在温馨的夜色下，与老伴一边品尝着杯中的美酒，一边回味着往昔浪漫岁月，渐渐地我们都陶醉了，浑然忘记了岁月的无情，一直到上床后都觉得意犹未尽，相拥而眠。次日醒来，望着老伴安详的睡姿，不禁勾起了我的强烈欲望，阴茎越来越强烈地坚挺起来，我将老伴紧紧地搂在了怀里。被我不经意举动弄醒了的老伴，也觉察到了我前所未有的欲望，并配合我完成了数年来未曾有过的激情亲密。此后的几次性生活也是靠希爱力完成的，但是慢慢地我可以尝试使用半量药物，甚至偶尔在激情刺激下不用药物而完成性生活。这次新的选择给性生活增添了动力，也让我们夫妻本来已经平淡的情感又燃烧了起来，生命中再次出现了新的希望。

13. 阴茎假体是怎么回事

顾名思义，假的就不是真的，阴茎的假体就是在阴茎内塞入一个支撑物，让软弱的阴茎可以"勃起"，以"应付"性生活的需要。

近年来，由于社会的进步和物质条件的丰富，人们已经由维持生存的最低标准过渡到追求高质量高品位的精神生活了，对性的渴求也应运而生，并越发变得强烈，现代的性医学发展水平也为这种需要提供了必要的技术保证，阴茎假体就是这种保证手段之一。但从 20 世纪 90 年代到现在，真正接受假体植入的中国男人却很少。这可能与中国人的文化、观念和宣传有关。

尽管阴茎假体是治疗阳痿效果最理想的高级手段，但并不是唯一的手段，也不是首先选择的手段，毕竟这种治疗措施是有创伤的，较高的治疗费用也让相当部分男士望而止步。目前认为，阴茎假体适用于各种严重的器质性阳痿以及严重的心理因素性阳痿患者。

准确科学地掌握阴茎假体手术治疗的适应证是非常关键的，否则不仅难以获得满意的治疗效果，还可能招致不必要的麻烦。例如，对于心理性阳痿患者的手术治疗适应证选择就要格外当心，这类患者本身就有心理障碍，首先需要经过系统的诊断治疗及性治疗，实在没有效果，夫妇双方又非常迫切地渴望要求手术，但也还要在心理学评价认为适宜于手术后才可以进行，以免自找麻烦。

对于下列几种情况是不应该考虑接受假体治疗的：①急慢性器质性脑病者、严重抑郁者和精神病患者；②严重的内科疾病而禁忌选择进行"性"手术治疗者；③严重的思想障碍和严重的婚姻问题者；④对于年纪小于40岁的男人，尤其是年纪非常小的男人一般不选择手术治疗；⑤阳痿的病因诊断不明确者；⑥对于手术治疗效果期望过高者以及手术动机不明确者；⑦其他，如手、眼配合不协调者等。

假体的选择范围很广，新一代的假体也不断问世。自20世纪70年代起，阴茎假体被用于治疗阳痿以来，人们不断地对假体进行改进和发展，显著地提高了假体的可靠性、使用寿命、使用者的方便性和满意度。目前临床上常用的假体包括：①可延展假体和机械性假体在早期的阳痿治疗中曾经使用，现已经被淘汰。②单件套可膨胀性假体：阴茎始终保持勃起状态，让男人欲"罢"不能，也不是一件让人舒服的选择工具。③两件套假体：较前述假体有很大的改进，可以让男人"挥洒自如"，但器械的效力、稳定性和方便性还让人忧虑。④三件套假体：三件套阴茎假体植入手术对于那些经药物或其他方法治疗无效的勃起功能障碍患者最为有效、方便，患者也多数比较满意，但其价格不菲。植入体内的阴茎假体正常情况下可用15年以上，但能鼓起勇气做此手术的男性却是凤毛麟角。

患者主要根据自己的经济条件来决定选择的假体种类。假体越是现代的、功能越良好方便的假体，价格就越高。但值得庆幸的是，许多生产厂家不仅对提供的假体质量有非常严格的技术要求和安全承诺，还往往为患者正常使用假体提供一定的保障，例如有的厂家规定，在使用该厂假体时，可以保证一定年限（一般为十年）的"保险"，凡是在规定期限内假体出现问题时，可以获得免费更换新的假体，这让绝大多数选择假体的患者和手术医生都减轻了许多心理压力。

阴茎假体手术后还可能出现并发症，常见的有感染、持续性疼痛、假体进出、假体穿透尿道、局部皮肤坏死等。但是，这毕竟是医生要考虑的事情，况且这些并发症的发生都是相对的，机会也不是很大，只要将准备工作和防范措施做到位，基本上还是可以避免的，或者使可能的发生概率降低到最小。

14. 补充"男人激素"能恢复男子性功能吗？如何选择

"男人激素"（雄激素）是男人性欲望的启动因素，对维持男人的男子汉风范和在性能力方面的表现有着不可替代的重要作用。对于明显存在雄激素缺乏证据的男人，补充雄激素确实可以起到良好的恢复性功能的"治本"作用，可以恢复健康的感觉、性欲及性功能。此外，雄激素补充治疗可以预防骨质疏松并完善骨密度、维持男性化特征、改善大脑敏度、恢复正常的激素水平，尤其是对于老年男性的益处更大。但是，由于应用的药物剂量相对较大，时间相对较长，有些人可能要终生服用，故应该选择毒副作用少、血药浓度相对稳定的药物，并需要得到专业医生的具体指导。

多数睾酮的口服制剂需要迅速经肝脏代谢，因而可能不能建立满意的血清雄激素水平。而由荷兰欧加农公司研制的十一酸睾酮（安特尔）胶丸，在世界上广泛应用，是经过淋巴系统吸收利用的，因而对肝脏无毒副作用，可以有效地维持血清睾酮的生理水平，服用也十分方便。

此外，勃起功能障碍患者往往有严重的精神心理方面的改变，他们往往要求立竿见影的效果。适当的补充雄激素可以起到治本的功效，如果与其他具有显效的所谓治标的办法结合应用，做到标本兼治，效果会更好。体外补充雄激素，尤其是对于老年男性，应该考虑到激素补充的其他副作用。

15. "太监更长寿" 辨析: 让男人亦喜亦忧的雄激素

偶然在人民网看到一则科技新闻，日媒认为"男性荷尔蒙影响寿命"，读过标题还颇有同感，但是仔细读来其结果竟然是"阉割男性更长寿"，让人先是好奇，后来则充满了无奈，该新闻中有些地方是很值得商榷和借鉴的。

残酷现实直逼男人心理底线

睾酮是雄性动物体内的主要雄激素，它能促进睾丸发育及精子发生，并可增强肌肉，赋予雄性动物攻击性，是雄性动物的灵魂。但是在众多生物种群中，雄性动物却有短命的倾向。根据对动物的研究发现，雄性动物在精力旺盛的年轻时代所进行的耗费体力的生殖活动，虽然有利于种群进化，但就从个体而言，有导致雄性动物早死的倾向。这种"急于繁殖导致早死"的倾向，很有可能是受雄激素的影响。而实验室被阉割的雄性动物偏于长寿，似乎也支持这种观点。由此，难免让人对雄性动物的特征性激素（雄激素）产生联想。对人类而言，女性比男性更长寿的倾向是没有争议的。据此认为，雌激素有长寿的效果，也不难让人联想到雄激素则有短寿的效果。但男性寿命较短的倾向受到很多因素影响，例如男性常常敢于冒险，多从事危险职业，容易受到感染等疾病的攻击等都可能成为其短寿的原因，其寿命是否是受雄性激素的影响，过去一直没有定论。

据此，韩国仁荷大学（Inha University）的学者们采用有关朝鲜王朝宦官的历史记录，研究小组计算出了一本叫"养世系谱"的宗谱上所记录的 81 名宦官的平均寿命是 70 岁。他们还实地调查了睾酮是否影响人的寿命的另类实验，发现少年时期被阉割的宦官，远比同龄的具有同等社会地位的 3 个家贵族血统中调查的男性寿命（51 ~ 56 岁）长寿 14 ~ 19 岁，证实了雄性激素能缩短男性寿命的结论，结果发布在《Current Biology》杂志。据该论文介绍，目前，100 多岁的人，3500 名日本人里有 1 人，4400 名美国人里有 1 人。因此，在朝鲜王朝的宦官里面，100 多岁的人的比例至少超过现在的发达国家的 130 倍。让人惊奇的是，还有 3 名宦官寿命长达 100 多岁，远远超过了现在的平均寿命。

作为一个男人，是选择心甘情愿地短命，还是选择阉割而获得长寿，何去何从？残酷现实直逼普通男人的心理底线。

 ## 太监更长寿的可能原因

太监，也叫宦官、阉人、宦者、阉宦、中宫、内宫、内臣、内侍、内监等，是一种官名，特指古代那些被阉割后失去性能力之人，在宫廷内专门侍奉皇帝及其家族成员。太监更长寿，以往闻所未闻，是什么让太监长寿的原因值得探究。太监寿命较长的原因除了这个说不清、道不明的雄激素外，推测还可能与以下原因有关。

（1）太监职业具有安全、稳定：侍候人的工作，尤其是侍候皇族，常年深居宫廷内，根本就没有外出的机会。虽然人身自由被严格限制，但是工作稳定，且没有了外出的各种风险和意外，也让他们能够平稳生存。

（2）生活有保障：由于居住条件和生产能力的限制，古代的人们生活还是非常艰难的，许多人为了生计而不得不艰苦劳作，往往也难以填报肚子，饿殍遍野并非少见现象，尤其是遭遇灾荒年景。而太监们的衣食和居住自是不必担忧，由此造成的饥寒交迫、冻饿而死的现象基本上是不存在的。

（3）缺少竞争压力：用心如止水、与世无争来形容太监的情绪一点也不过分。身体上的残缺让太监对人与人之间的情感缺少了最基本的冲动，卑微的身份也不太可能让他们有任何非分想法；而稳定的生活也让太监的生存压力基本上没有，他们不必为了争夺一口饭而与别人拼命奋争。

没有了这许多凡人的烦恼，让太监们的心态较常人稳定了许多，那些与情绪相关的精神系统疾病，尤其是身心相关疾病，都将与太监远离，而凡人则往往深陷其中，尤其是近年来的社会上的各种压力，让人们越来越烦躁和焦虑，似乎全社会都抑郁了，而因此产生的疾病则越来越多。

（4）罹患某些疾病的机会明显减少：从生理上讲，太监体内的雄激素基本上是处于接近无的程度，使得许多与雄激素相关的疾病，如心脑血管、皮肤、血液等系统的相关疾病发生率明显减少，尤其是前列腺疾病基本上是没有的。1960年，北京协和医院对26名在清朝灭亡后仍然生活在北京的太监（去势后41~65年，平均54年）进行的体检发现，经直肠前列腺指检有21人触摸不到前列腺，仅有5人可扣及很小（1~2厘米直径）的前列腺，而且这26例太监均没有排尿困难，而同龄的男人则多数出现前列腺增生的症状，尿频、夜尿增多、排尿困难等。

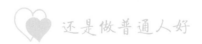

还是做普通人好

作为一个太监，必然要面对性功能的丧失、内分泌激素分泌失衡等不利甚至尴尬局面，无论对心理与生理都是种严重的摧残和打击，实在是不值得让人羡慕。所以，历史上那些太监绝大多数都是来自于贫困家庭，是残酷的生存危机下的无奈选择，主动选择从事太监职业者寥寥。此外，丧失睾丸还是对某些人的最严厉的羞辱和刑罚，著名的《史记》作者司马迁就是被宫刑的，而在其接受宫刑的处罚时，内心的屈辱和无奈不难想象。

从前面的论述不难看出，让男人短寿的罪魁祸首似乎是雄激素，而太监的主要内分泌紊乱就表现为雄激素的严重缺乏，可以出现一系列临床症状，让男人生活的十分痛苦，甚至没有尊严。常见的症状包括：全身无力、失眠、食欲缺乏、骨和关节痛等体能症状、潮热、盗汗、心悸等血管舒缩症状、健忘、注意力不集中、恐惧感、烦躁易怒、对以前有兴趣事物失去兴趣等精神心理症状、对性生活失去兴趣、对性感的事物无动于衷、晨间阴茎自发勃起消失、性交不成功、性交时不能勃起等性功能减退症状。此外，这些症状还特别容易与骨质疏松症、老年性肌萎缩、血脂代谢性疾病、心血管系统疾病、老年糖尿病、肥胖症、良性前列腺增生、前列腺癌、皮肤毛发病、抑郁、痴呆等疾病同时存在，并加重病情，加重男人体质衰弱的程度和对他人的依赖，显著降低生活质量，增加医疗开支。

此外，睾丸可不单纯只有分泌雄激素的一种功能。从男科学角度来看，睾丸及其精子产生功能都对男人具有举足轻重的非凡意义。

（1）睾丸存在与否成为男人的身份标志之一：设想一下，当夫妻俩在床上温存之际，妻子偶然一摸到丈夫的下体，没有找到男人的"根（睾丸）"该有多么地悲哀；即使是感到自己男人的睾丸小一些，也足以让女人十分地沮丧。所以，当存在睾丸缺失或发育不良，例如因为先天性异常导致睾丸不发育（一侧或双侧）、因为后天疾病（炎症、损伤等）造成睾丸严重萎缩，或意外（外伤等）丢失了一个或两个睾丸，许多男人寻求手术治疗，接受睾丸假体的移植，也就不难理解了。

（2）睾丸还是男人产生精子的"工厂"：阉割后的男人，理所当然地彻底丧失了传宗接代的能力，绝后的痛苦是一般的家庭和男人难以忍受的，从现实社会中那些求子心切的不育家庭来看，这个问题也不难理解。实际上，即使是对于太监来说，断子绝孙也是难以忍受的，所以才会有生殖崇拜现象的发生，许多太监都会选择把切除下来的生殖器官风干保存、顶礼膜拜，甚至还有太监认干儿子的习俗。更为重要的是，如果男人们都为了延长几年寿命而选择阉割，那么人类也就将灭绝了，还何谈长寿！

由此看来，人们更加注重追求高品位的生活。"有志不在年高，无志空活百岁"，谁会愿意窝窝囊囊地活那么久，选择做太监甚至将连做人的基本尊严都丧失掉。试问，有那一个人单纯为了多活几年而甘愿以丧失男人的尊严、快乐和强

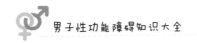

悍为代价呢！所以，还是做普通人好。

 太监更长寿带给普通人的点滴启示

虽说前述的这个研究结果饶有兴趣，尽管还不能由此得出结论，但是其中的道理还是值得借鉴的。建议男人们在日常生活中除了杜绝雄激素滥用之外，还要尽量避免接触有害的环境，规避一切来自生活中的危险。例如选择健康的出行方式，尽量避免酒后驾车和疲劳驾车等。虽然当今的社会温饱早已经不是问题了，但是如何选择你的饮食还是很重要的，平衡饮食可以保证营养均衡，而不暴饮暴食且不过分节食可以让你的身体内有适度的营养，均衡适度的营养是人们健康长寿的基石。养成平常心态，不争强好胜，可以让你的情绪稳定，减少情绪相关的精神疾病，尤其是那些与情绪相关的心脑血管疾病。

总之，为了延长寿命而让男人阉割肯定是无稽之谈，但男人们在享受到雄激素带给我们的强悍、愉悦和自信的同时，能否也向太监的生活方式借鉴一二，也可以让我们普通人的寿命延长，还是大有作为的，可以让男人健康、愉快、有尊严地长寿。

16. 重新唤起不育"痿"男对性的激情

在进行不育症的诊断和治疗期间，为了让自己和妻子同样享受性爱的温馨甜蜜，你应该充分发挥你的性能力，并付出更多的对爱的考虑。例如可以让性生活变得放松、愉悦，并让性生活更浪漫一些，就可能重新获得已经失去的性乐趣，因而解决已存在的问题，并可能让性生活更满意。下面是一些对性生活有益的忠告：

（1）随心所欲地做你想做的：许多不育夫妻担心盲目的性生活无助于妊娠，因而极大地限制了他们对性爱和性生活方式的有益尝试，性生活过程中不敢使用增加性感受的润滑剂等物品，并往往按照医生的"指点"，在固定的时间内，以固定的姿势进行性交，性交后的妻子还要抬高臀部仰卧一段时间。草率地完成射精这一"生育所必需的过程"后，男人就该"休息了"，不敢有任何额外的"举动"，唯恐会影响到妻子的怀孕。

实际上，怀孕往往并不是要在很确定的某一天才能发生的。许多男人根本不知道妻子的确切排卵日，如果不通过辅助检查情况下的医生也难以准确进行判断，况且妻子的排卵日还可能受到种种因素的影响而出现改变。所以，你在月经周期的中间进行性生活，也未必就会有成功妊娠的机会。既然把事情想开了，那么你就做你想做的吧，而不必十分在意生育和排卵问题。你可以用润滑剂，可以有充分的性前嬉戏，可以相互口交或手淫，可以在性高潮出现（射精）后继续进行你期望的爱抚，也就是说你可以做平时你担心不能怀孕、可能影响胎儿而不敢做的任何其他事情，不断地使你的性生活花样翻新。

（2）营造温馨的性爱小巢：性爱应该是浪漫的，这需要某种氛围，性爱中应该有烛光、有鲜花、有美酒和一切温柔浪漫的东西。置身于性爱中的人们应该尽情地去创造、去享受、去陶醉于这一人间美事。从繁忙的工作中抽出一点时间来吧，将夫妻性生活的环境布置一下，以增加性生活的浪漫情趣，购置比较性感的内衣，并努力把卧室的声、光、色调配得与性生活气氛相互协调。

（3）加强彼此性感受的沟通：俗话说得好，搔痒一定要抓到痒处才解决问题。性爱也如此，为了增强性感受，必须在性敏感区给予充分的刺激才有效果。每一个男人和女人的性敏感区都不尽相同，不要因为害羞等因素而阻止了你表达自己的性感受。你可以通过语言、手势等方式告诉你的伴侣，让她知道你喜欢她如何或在哪里抚摩刺激你的敏感部位。同样的情况也适用于女性。

（4）尽情享受性爱带来的欢娱：在做爱的时候，充分放松自己的大脑和身体，努力地躺下来，将注意力集中在性生活给自己带来的愉悦感受的体验上。必要时可以通过具有性描写的影片、音乐、读物等视听效果，并适当配合一些性幻想、性游戏等来增加感受。与此同时，你可以尽自己所能来让妻子兴奋和激动，女人的积极参与和性兴奋，还可以反过来强化男性的性感受。

（5）努力克服暂时的性功能障碍：对于已经出现了性问题的男性，如阴茎勃起不够坚硬、难以射精等情况，那就暂时停止性生活，给自己一个宽裕的"假期"。在共同的夫妻生活中逐步密切彼此的感情，并可以通过非阴茎－阴道形式的性生活，如手淫、口交等方式逐渐过渡，享受对方给自己带来的无压力的阴茎勃起、达到高潮射精的瞬间愉悦。由于在这种方式的性生活中的阴茎勃起不是必需的，就极大地缓解了男性的紧张焦虑情绪以及减少性行为的压力。将上述的方法多多实践，直到双方都感到已彻底放松，并已有足够的信心重新进行性交为止。

（6）寻求必要的医学帮助：对于难以克服的阴茎勃起或射精障碍，可以鼓励参考一些相关的科普读物，有些书籍为夫妇提供了一步步的练习方法，并可以在家里完成，这些足可以帮助他们恢复正常。必要时，可以直接到专科医院，寻求医疗帮助来彻底解决问题。现代的医学技术，在诊治男子性功能障碍中出现了革命性的变革，其中的万艾可，俗称"伟哥"，可以使 80% 的"阳痿"男子重振雄风，并且不影响睾丸内的精子活力及受精功能。

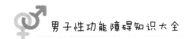 17. 夫妻配合赛伟哥

家庭和谐是社会和谐的基础，性和谐是家庭和谐的重要因素，但男性勃起功能障碍（简称 ED，俗称阳痿）却成了家庭幸福的拦路虎，其中超七成竟是心理因素导致。对于心因性 ED，夫妻配合胜过伟哥！

ED 是指阴茎持续（至少 6 个月）不能到达和维持充分的勃起以获得满意的性生活。ED 是困扰男性，尤其是中老年男性的一种常见病，我国 40 岁以上人群 ED 患病率高达 40.2%，患有精神或心理疾病的人，ED 发生率更高。在临床上 ED 有多种表现，有一种为器质性 ED，这在中老年男性中较常见。许多器质性疾

病如高血压、糖尿病、高血脂、外伤、心血管疾病等等都是造成器质性 ED 的主要病因，而吸烟、酗酒等不良生活方式也是其重要原因。因此，这类患者在解决 ED 问题时，先从疾病源头治起。反过来看，ED 其实也是一些慢性疾病的前期信号，应该引起重视。

而另一种 ED 情况则并非真正的病变，而是心理因素所致。一些人勃起功能障碍的表现并不是男性性功能的真实反应，而是由于紧张、性知识缺乏和性技巧错误、与配偶配合不默契、性生活环境受影响等因素引起，使勃起功能一时或经常发挥不正常，这种情况医学上称之为心因性 ED，用通俗的话说，就是"假性 ED"。ED 和精神心理疾病互为因果，精神情绪不好、抑郁自然也会影响到男性勃起功能，持续勃起功能不好，久而久之也会引起心理障碍，甚至引发抑郁，这两种情况在门诊中都很常见。精神心理因素引起的 ED 并非想象中那么可怕，通过心理、药物等治疗，大部分可防可治，尤其是新婚性 ED，心理障碍解除后，在药物的帮助下夫妻有了一段时间满意的性生活，就算治愈了。

ED 治疗需要夫妻配合。心因性 ED 很多时候与男性性格特点有关，门诊工作中发现，爱较真、难决断的男性 ED 发生率更高。而伴侣在性生活上的指责、抱怨甚至要挟和惩罚也会加重男性 ED 症状。对于难治性的心因性 ED，我们经常会请心理医生会诊，如果会诊还不能缓解，会考虑推荐给专门的性心理研究专家进行精神科专业治疗，身心联合治疗在国内除了一些男科发展较好的三甲医院，大多医院开展得还不多，这也导致很多患者得不到最恰当的治疗。所以心身同治的概念，需要医生和患者更多的了解并接纳。

治疗 ED 通常采用心理咨询、性教育，并辅以药物的方法；而对于器质性 ED，则根据病情需要对症治疗，比如精神抑郁的患者，我们要给予抗抑郁的治疗，或者精神心理治疗，病情严重的器质性 ED 也可考虑进行手术治疗。但 ED 治疗前都会首先调治可能影响勃起功能的各种心理因素，如性伴侣之间感情不协调、居住条件问题，停用可能影响勃起的药物及戒烟、戒酒等。

性生活的和谐要靠夫妻双方的共同努力，男性性功能障碍的治疗必须要得到妻子的配合。有些时候，患者在妻子面前无法勃起，但是在别的女性面前却完全正常。通过了解我们发现该类患者的夫妻关系通常不和谐，结果造成了心理对性生活的畏惧、紧张的心态，这给性生活的治疗造成了阻碍。所以，ED 的治疗，夫妻配合非常重要，伴侣一句夸奖和鼓励甚至胜过一粒伟哥。

18. 男人需要主动为"性"减负

在夫妻生活中，妻子希望自己每次都有性高潮，而男人也担心自己不能让妻子得到满足，无法达到高潮，这使男人们进入了一个误区——他要为妻子的性高潮负责。渐渐地，丈夫意识到过性生活成了在"尽义务"，一种从未有过的压抑感正在逼近他。再加上有些中年男人性能力的逐渐减退，更是使性爱压力倍增，性爱想要恢复到年轻时的激情变得很难，此时，男人要主动为自己的性爱减压，女人也需要给男人的性爱"减负"，让他轻装上床。

曾几何时，男人在性生活中被迫承担了全部责任，从性爱的"启动"到事后的温存，都要一一负责。许多女人并没有意识到，自己在性生活中的主动要求，会给男人带来了无形的压力，并潜移默化地消弭男人的性欲望。有的妻子说："前戏的时间要长，我喜欢这样。"于是，丈夫便抑制着自己的兴奋，让一次次冲动平息。有的妻子说："你要这样，不要那样，否则我的感觉就很别扭。"甚至不惜采用惩罚措施。于是，丈夫尽量顺应照顾她的感受。

很多妻子都习惯了在性生活中不断提出自己的各种要求，对丈夫的性喜好很少过问，并无限期待着在他"一丝不苟"的努力下尽情享受着性的美妙。希望自己每次都有性高潮的妻子，会让丈夫进入了误区——他要为妻子的性高潮负责。渐渐的，丈夫意识到他的付出已不再是因为爱，过性生活成了在"尽义务"或者是某种僵化的流程，一种从未有过的压抑感正在逼近他。于是，对性生活开始变得漠然、麻木。

再后来，为了躲避妻子的性要求，男人便常会选择在外面过夜。这时，女人才会想到，是不是自己的要求出了问题。此时的积极努力来挽救爱，还为时不晚。通过及时沟通，夫妻终于可以共同得到美好的性感觉。其实，性生活是夫妻两个人的事，相爱的双方应该是平等的，在提出自己的性需要的同时，也要考虑到对方的需要，也就是说，既要满足自己的需求，又要顾及对方的感受。如果只是一味地满足妻子的要求，丈夫便会感到无形的压力压在心头，终有一天会对性生活产生厌恶之感。

性生活时，女性无意识说出的 "败性" 话，也会给丈夫带来压力，从而对性生活失去兴趣，如男人问："这样好吗？" 而妻子说 "还可以"、"差远了" 或 "不好"，显然会降低丈夫的自信。特别是有些责备的语言，如 "你能不能别只想着自己舒服"，或一些不满的话，如 "你真没用"，都可能给男人造成压力。

女人想要得到更多的 "性福"，别忘记先给丈夫性减负，注意说话的方式，把自己也当成性生活中的主角，尝试着引导男人放松身心，共同享受性爱的快乐。

19. 治疗ED，不能缺少 "领军" 药物

每次听到别人谈起性生活体验来，已到不惑之年的王经理都觉得很不自在，自己的性能力显然比别人差很多，几乎一个月也难以有一次满意的性交，自己对性生活也渐渐失去了兴趣，而妻子却还在不断地对这方面有要求。一定是患上了 "时髦" 的勃起功能障碍（简称 ED，俗称阳痿）。

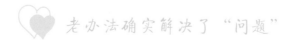
老办法确实解决了 "问题"

虽然经过一番自我斗争后，还是没有鼓起勇气到医院看病，只是开始与同龄好友进行了交流。没有想到的是，一旦掀开尴尬的面纱，性话题却颇有市场，这

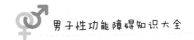
些同龄好友还真的各有体会，纷纷谈论起"疲软"的"床上"时光，并介绍各自对抗性能力减退的秘诀，包括积极参加锻炼、买点保健品、开点中草药、使用"伟哥"等，还有人调侃地说要"换人"的。

在同伴的怂恿和推荐下，王经理最后决定先到药店购买一些壮阳中药，然后尝试一下使用阴茎海绵体负压吸引装置（VCD）。至于那诱人且时髦的"伟哥"（万艾可）还不太敢尝试，毕竟多数男人还是希望能够治本的。

初期使用这些药物和器械，果然有一定效果，性生活逐渐恢复起来，尽管并不十分满意，却也得到了妻子的认可和鼓励。但是，经过一段时间的继续治疗后发现，与满意性交还相距甚远，VCD的使用很不舒服，还经常让阴茎伤痕累累，包皮的充血水肿是家常便饭，甚至还偶尔发生"流血"事件。性交前的繁琐操作也让人扫"性"。更为重要的是，稍微有些风吹草动（性生活的时机选择不合适），感受更差。

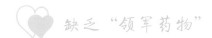

缺乏"领军药物"

在男科门诊经常会遇到类似王经理这样的男人寻求帮助，他们觉得现在的夫妻生活"问题相当严重"。他们或是瞒着妻子前来求援，或是在妻子的逼迫下积极求治，最终的目的都是希望能够"治本"，以达到一劳永逸的目的。而对于"伟哥"类助性药物，一些ED患者往往持有观望和回避的态度，他们担心药物作用的短暂而更加看重长远。实际上，这些ED患者忽视了一个很重要的事情，满意的性生活会带给他们及其配偶强烈的感官刺激并提振自信心，而自信心对于男性成功完成性交是不可或缺的。

经过医生的仔细分析和耐心讲解，王经理最终鼓起勇气尝试使用万艾可，意想不到的疗效让他从此迷恋上了"蓝色小精灵"，品尝性爱甜美的同时，再也没有让阴茎"受伤"。

目前临床上广泛使用的助性药物为5型磷酸二酯酶（PDE5）抑制剂，一般是用来在一定的时间范围内帮助那些心理性ED或轻中度的器质性ED患者，让他们能够顺利进行（满意）性生活，从而提高生活质量。医生也积极主张尽早选择这类药物治疗。万艾可等PDE-5抑制剂可以使性爱信使在阴茎局部蓄积，并因此而促进阴茎勃起，这是其他类药物和器械所难以达到的。事实也证明了该类药物服用方便、效果肯定，堪称治疗ED的"领军"药物，受到医生的青睐和ED患者的欢迎，成了治疗ED理想的首选口服药物，总的治疗有效率高达70%～85%。以往认为非常难以治疗、合并其他疾病（糖尿病、高血压、抑郁症、前列腺手术后等）的ED患者，服用PDE-5抑制剂后，也有相当比例的人恢复或改善了性生活。药物主要解决：①对于那些完全不能性交的ED患者，可以克服勃起困难而完成性交；②对于性生活很勉强且质量不高的ED患者，药物可以提高性生活质量和性感受；③增强男人的自信心；④改善女人对男人的认识和态度。

现已证明，对于绝大多数成年男性来说，使用PDE5抑制剂一般并无危险。需要注意的是，若有以下情况，是不可以服用这类药物的：在最近90天内发生过心肌梗死、不稳定型心绞痛或在性爱过程中发生过心绞痛、2级或超过2级的心衰、难治性心律失常、低血压（< 90/50mmHg）、难治性高血压、在最近6个月内发生过中风、正在服用α受体阻断剂（治疗前列腺增生的药物）。此外，这类药物不能和硝酸甘油、异山梨酯等硝酸酯类药物同时服用，否则可能增强硝酸盐的降压效果，导致心血管风险。

♥ 全方位努力，改善性能力

尽管万艾可等PDE5抑制剂是治疗ED的急先锋，但完全迷信药物的神奇疗效，忽视对生活中的许多重要方面的协调，也是不可取的，其中不乏深刻道理。实际上，生活中让男人败"性"的情形太多了，主要包括：①患病；②不良饮食习惯；③不良情绪；④过度疲劳；⑤恶劣的夫妻感情；⑥不和谐环境，等。每一次尝试性生活的失败，都会带来一定程度的心理打击。所以，本来已经存在性功能问题的男人，就不要再去冒险挑战性能力的极限了，即使是在使用助性药的时候也不要忽视来自生活中的各类干扰，尽量回避前述提到的那些"不在状态"的不利时机，会让性生活锦上添花。因此，不应该忽视生活中全方位的努力，ED患者要学会在日常生活中进行全方位的自我调节，主要体现在：

（1）规避不健康的生活娱乐方式和饮食制度：一些不健康的娱乐方式，例如麻将桌旁的鏖战、过于激烈的竞技活动等，将浩劫男人的精力，并使激情发生转移。酗酒和大量吸烟对男性的性能力也有较大的损害作用。

（2）调整精神压力和工作负担：由于社会竞争的日趋激烈，工作压力和工作强度较大，这对性生活的和谐是极其不利的，要知道人是不可能在身心疲惫的情况下仍然还能保持强劲的"性"趣。

（3）密切夫妻感情：多数男人容易忽视夫妻感情交流，而性欲的产生更多地取决于社会家庭因素和个人生活文化背景，特别是伴侣双方的感情、性生活时的情绪、性刺激是否适当等，是比助性药物更有潜能的"性燃料"，男女之间的亲昵温存是最有效的性兴奋剂，好女人才是男人的 100mg 的真"伟哥"。

由此看来，ED 患者要想解决性生活问题，需要"将帅"齐上阵，将彼此有机地结合起来，可望重振雄风。

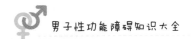 20. ED 治疗：七分疗效，十分可取

在疾病的诊治过程中，疗效是医生和患者都非常关心的，毕竟能够走出困境是患者求治的最大愿望，勃起功能障碍（俗称：阳痿；简称 ED）的诊治也一样。一些患者获得了非常满意的疗效，而另外一些患者尽管也比较有效，但是仍然没有达到 100% 的满意程度，他们会对医生发出疑问，甚至请求加强治疗手段。上海赵先生的咨询颇有代表性，"我和妻子结婚 8 年了，也有了一个可爱的儿子，本来温馨的生活却因为近年来出现的阳痿问题而变得一团糟，性生活经常失败，夫妻间常常为此闹矛盾。为了改善性生活质量（提高硬度），您给我开了一个月

的药，希爱力隔日半片，乌灵胶囊早晚各 3 片。这一个月吃下来感觉有一定的效果，每次也都能完成性生活，但有时还是会觉得硬度不足，效果仅有 60% ~ 70% 的程度，想咨询下您看今后该怎么办，药物剂量能否更大一点，谢谢"。

患者的要求合情合理，理论上讲也有药物加量的空间，但是治疗上是否还要更上一个台阶，进行强化治疗，这在专业医生之间也存在不同意见。以我个人的理解，七分疗效有助于实现投入和产出的利益最大化，患者需要的不再是增加药量，而是进行巩固治疗和必要的心态调整。治疗 ED 七分疗效的优势如下：

（1）为个人努力留有空间：由于性交失败而不能在性活动中获得愉悦和鼓励，甚至遭遇的是打击和巨大压力，ED 患者往往因此而缺乏自信心，丧失了斗志，并将康复的愿望完全寄托于医生和药物。俗话说"上帝也救自救者"，性生活是夫妻双方都需要积极参与的一项活动，性治疗药物也需要夫妻双方的密切配合才会充分发挥其疗效，不能完全依靠外援。一旦性交能力获得一定程度的改善，并在其中获得彼此的认同和无尽的愉悦，患者的情绪、自信心及配偶的赞许等正能量都将极大地提高，甚至可以让其焕发出十二分的能力，十分可取；而采用更加强化的药物治疗，单独依靠药物来主导疗效，不利于个人能动性的发挥和后续的治疗。

（2）有利于后续治疗药物的减量：采用药物治疗疾病的最终目的是治愈，患者期望彻底摆脱疾病，也包括摆脱对医生和药物的依赖。尽管治疗是否最终都能够达到治愈目的尚未可知，但是追求治愈不仅仅是一种理想，对于许多 ED 患者还是很现实的考虑，尤其是年轻、心理压力小、病情不严重、夫妻配合良好的 ED 患者，追求摆脱药物的治愈还是有可能的，或至少达到尽量减少药物剂量的目的。从七成疗效的药物剂量开始减量，显然要优于从全量开始减量。

（3）减少了药物副作用及经济支出：足量使用药物除了不菲的价格以外，还必然伴随着副作用的增加；而七成疗效的药物剂量在副作用及花费上都具有明显的优势。

总之，由于具有很强的特殊性而使 ED 治疗也变得比较独特，它不仅需要医生的帮助来纠正生理异常，还需要自身的不断努力来改善被动局面，更加需要借助于外力（妻子的积极配合）来实现主动进取，而药物在期间的作用只是短期内帮助男人重振雄风的推手。一旦有了成功的性生活，其自信心和妻子对男人的认可度都将及大地提高，成为后续彻底摆脱 ED 的强大依据和基础。实际上，在许多疾病的治疗过程中，可能都会或多或少地存在类似的情况，是否要把疗效达到无以复加的程度，值得思考，而给患者留下一些自我努力的空间可能更可取。

21. 提高"性趣" 别迷信"药物"

在男科门诊中，常常会有这样的情况，有些人觉得现在的夫妻生活"没劲"，不如"想当初"那样美好，于是要求医生开些药物来"助性"，以提高性生活的质量。也有人为了摆脱性生活的"平淡"，增加刺激感觉，主动选择一些助性的药物。其实，这种做法，反而会起到适得其反的效果。

使用助性药物不能乱来，药物一般情况下是帮助由于身体某种原因，不能顺利进行性生活的患者。而心理健康、生理正常，只是为了纵情享受而盲目使用助性的激素类或壮阳药物，对身体有害。因为，男人自身制造的雄激素基本上够用了，即使是严重的勃起功能障碍（俗称：阳痿）或其他性功能低下者，绝大多数也只是精神或双方性和谐方面存在问题，经常靠助性的药物达到性满足，可能导致男性出现前列腺过度充血，女性则盆腔充血、下腹胀痛、白带增多等，甚至诱发生殖道感染。需要注意的是，长期使用助性的药物，容易产生药物的依赖感，如额外补充的雄激素可以抑制下丘脑、垂体和睾丸的正常功能，反倒影响性功能的正常发挥。

据研究表明，性欲的产生更多地取决于社会家庭因素和个人生活文化背景，特别是伴侣双方的感情、性生活时的情绪、性刺激是否适当等。而"性经验"往往是比助性的药物更有潜能的"性燃料"，男女之间的亲昵温存是最有效的性兴奋剂，好女人才是男人的 100mg 的真"伟哥"。

22. 雄性激素有不良反应吗

雄激素在男科疾病中具有广泛的应用，并使得众多的男子获益，但是在使用这类药物时，患者的心中始终存在着某些疑问，往往担心药物会对健康不利，而让他们联想最多的是糖皮质激素带给人们的不良反应，例如肥胖、免疫功能低下等，甚至可能发生股骨头坏死的可怕后果。一名正在接受雄激素治疗的中年男性的问题就特别有代表性，在咨询信中他问到："我因性功能障碍求治西医，医生给我开了安特尔（十一酸睾酮胶丸），是雄性激素，服用后感觉很好。我想请教：这种激素和个别运动员服用的类固醇激素是否一回事？不良反应如何？会致癌吗？安全性如何？能长期服用吗？"

男人的许多生理特性是由于具有较高雄激素水平所决定的，例如肌肉发达、力量强劲等，个别运动员为了获得超长竞技成绩而使用的"类固醇激素"主要指的就是雄激素。雄激素有多种剂型（口服、肌注、皮肤贴片、皮下埋植等），安特尔是雄激素的口服制剂。

任何一种处方药（包括安特尔）都有一定的副作用，使用不当将不仅难以获得理想疗效，还可能给健康带来一定危害。雄激素对身体的某些器官系统可能有潜在的不良影响，包括红细胞生成增加、脂代谢异常、睡眠呼吸障碍和加重前列腺疾病等，因此应该在使用前得到医生的指导并详细阅读药品说明书。作为临床上广泛使用的雄激素补充制剂，安特尔已经有近30年的安全用药经验，按照医生的指导意见使用很少会遇到不愉快事件。

目前没有确切的证据显示外源性补充雄激素会增加患前列腺癌的风险，但由于雄激素可以促进前列腺癌的生长，因此当怀疑有前列腺癌存在时，不应该进行雄激素补充治疗。

在定期接受随访和安全性监控下，短期（3~4年）内补充生理水平的雄激素是比较安全的，许多副作用可以早期有效控制。监测指标主要包括血清雄激素水平、药物副作用和疗效，一般要求在治疗第一年的 3、6 及 12 个月各进行一次，以及以后的每年一次。

23. "假药"治愈 ED，不值得提倡

在医学上有一种治疗疾病的方法，叫作"安慰剂"疗法，就是使用那些根本无关痛痒且没有明显毒副作用的药物，也就是老百姓通常所说的"假药"（但安慰剂不完全等同于假药的是，后者可能有毒副作用的潜在危险，而且后者的药物成分往往不清楚），尝试去治疗患者的疾病，并获得一定的疗效，甚至使患者彻底康复，摆脱疾病的困扰。

"安慰剂"疗法通常用于治疗具有明显精神心理性因素的疾病。男科疾病，尤其是性功能障碍是明显具有心理作用的，因此一些医生对那些未发现明显器质性疾病的勃起功能障碍（ED）患者，也乐于选择使用安慰剂，而且获得了 20%～30% 的有效率。看来效果还的确不错，而且也简单、便宜。

实际上，无论它是治疗来自器质性疾病还是非器质性因素的 ED，自信心都是最好的药物，而"假药"尽管并不能让阴茎有效地勃起，但是自信心却可以做到，它可以使男人的性爱信使（环磷酸鸟苷，cGMP）大量增加，这也是为什么安慰剂在治疗 ED 时频频得手的重要原因，让我们再次认识到了自信心的作用。自信心可以来自于自我，当然也可以从别人那里获得。性功能障碍患者最希望得到自信的来源理所当然地是他的性伙伴，也就是其妻子。因此，在治疗 ED 时，让配偶积极配合，给丈夫恢复自信心是很重要的。

但是一些 ED 患者自行使用这种"假药"，无论是主动地，还是被动地购买或使用"假药"，例如妻子可能打着"治疗 ED 有效药物"的幌子给丈夫使用安慰剂，尽管它只不过是一种心理上的暗示治疗，可以使患者的心理障碍得到部分或

完全解除，但无论其是否最终在治疗 ED 上获得满意效果，都是不值得提倡的。

许多男性在遭遇到 ED 时，由于性观念等诸多因素的影响，他们多数首先选择的往往不是积极需求医疗帮助，而更愿意进行自我调整，例如进行性生活频度的调整或盲目使用滋补壮阳类药物。许多 ED 患者的原因可能都不太严重，不太可能是由于器质性因素所致，而更可能是来自于日常生活。生活环境（包括性生活环境）的突然变化、生活的长期放纵、年龄的增大等均是不利因素。本来问题并不严重，如果能够得到积极有效的救治，应该很快走出性生活的困境。但是由于没有及时就医，失去了得到专业咨询和调整的机会，只是依靠所谓的偏方、壮阳药物等来试图康复，往往难以获得肯定的治疗效果，而久治不愈可以让患者的自信心大减，甚至丧失了康复和求治的愿望，是让患者由激情四溢的"猛虎"，变成英雄气短的"痿人"的重要原因。

尽管自信心是获得 ED 等疾病康复的重要因素，但并不是唯一因素，甚至不是决定性因素，性功能的康复都需要有切实有效的办法。像许多心因性 ED，我们也积极主张尽早选择药物治疗，万艾可、艾力达、希爱力等 5 型磷酸二酯酶（PDE5）抑制剂可以使性爱信使在阴茎局部蓄积，并因此而促进阴茎勃起，只要在性生活前服用适当剂量的药物就可以了，药物安全有效，没有明显的副作用（心血管疾病及使用相应药物治疗的患者应该在医生的指导下用药），也没有成瘾性和依赖性，治疗心因性 ED 的有效率可以达到 80% 以上，且可以通过逐渐减少药物用量的做法，最终达到不用药物就可以获得自主勃起的目的。而单纯服用安慰剂的有效率仅 30% 左右。一旦采用安慰剂治疗 ED 患者失败，将会加重患者的精神心理负担，紧张焦虑情绪会使局部的性爱信使被大量代谢掉，使得后续治疗变得十分困难，药物治疗的有效率将大打折扣。更好更快地恢复性功能是 ED 患者的强烈心愿。因此，对于绝大多数的 ED 患者，尤其是在难以确定是否存在器质性因素的情况下，一般都应该首先采取有效的药物治疗，毕竟艾力达等药物可以使绝大多数（70% ~ 80%）的 ED 患者获得满意的疗效。

总之，出现 ED 问题，一些人讳疾忌医的心态是不可取的，无论是无休止的自我调理，还是侥幸地自行使用某些药物，都是不值得提倡的。理智的做法是应该寻求专业医生的咨询，接受必要的检查和具体指导，包括使用药物注意事项、药物剂

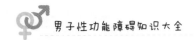

量调整，以及如何使部分 ED 患者最终摆脱药物，可以使患者获得最大利益。

24. ED 男人的性康复：四点不能忘

在现实社会中，由于工作压力和职场竞争的加剧，男人发生勃起功能障碍（俗称"阳痿"，简称"ED"）已经不是什么新鲜事了，从满大街的壮阳药店和性保健品的火暴销售就可见一斑。而所谓的正规军（国家大医院）在诊治相关疾病中也都给予了极大关注，专家们各显身手，新手段层出不穷。然而，能否让 ED 患者恢复青春活力，并不是一件简单的事情。这类不"性"的男人，往往十分迷信药物的神奇疗效，他们希望依靠药物可以将其不"性"根除，却忽视了生活中的许多重要方面。但是，往往在经过一段时间的壮阳药"调理"后，许多本来十分有效的治疗方法却难以获得理想的疗效，甚至适得其反，究其原因大多是因为 ED 患者对下面的四个方面忽视或没有给予足够重视。

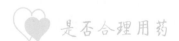是否合理用药

在专家的处方下进行科学的药物治疗，是目前治疗 ED 的最常用方法。助性药物一般是用来在一定的时间范围内帮助那些心理性 ED 或轻中度的器质性 ED 患者，让他们能够顺利进行（满意）性生活，从而提高生活质量。但有效药物未能获得理想效果，在很大程度上取决于患者是否正确用药。目前有 3 种治疗 ED 的常用药物，包括万艾可、艾力达和希爱力。这三种药物的起效时间、持续时间、作用强度、副作用等存在某些差别，但化学成分没有本质区别，都能选择性地抑制 5 型磷酸二酯酶（PDE5），在性刺激作用下，可以使性爱信使在阴茎局部蓄积，促使血液流入阴茎体，并因此而增进阴茎勃起的硬度。药物主要解决：①勃起困难而难以性交；②提高性生活质量和性感受；③增强男人的自信心；④改善女人对男人的认识和态度。

在这 3 种药物中，艾力达是起效最快的药物。一般情况下，服用艾力达 10 分钟，就能进行性生活了；服药 25 分钟，药效会达到峰值，而且这一药物的有效作用时间长达 12 小时。相较于万艾可，艾力达的药效不受食物、喝酒的影响。建议男性可以在性生活开始前 30 分钟服用一粒艾力达，这样药物作用能发挥到最佳。对多数患者来说，艾力达的推荐开始剂量为 20mg，维持剂量 10mg，并可以根据效果，在医生指导下酌量增减。

许多患者往往忽视性刺激的作用，服用药物后就干等着阴茎的勃起，往往难以如愿。实际上，PDE5 抑制剂不是春药，不能无中生有地催欲，而是需要有性刺激的作用下才能发挥作用，它们可以使性兴奋能量蓄积而达到促进勃起的作用。

是否规避性交的不利时机

药物不能解决的问题更多。提出性要求的可能是男方，也可能是女方。当对方提出性要求，而男人又觉得"不在状态"的情况下，即使是使用那些有肯定疗效的壮阳药也难以"性"致高昂，此时的男人要学会婉转地说"不"，要尽量规避性交，以免遭遇打击。常见的几种情形包括：夫妻任何一方患病；工作压力过大，过于紧张焦虑；身体过于疲劳；饥饿或酗酒后；情绪低落；环境不佳；夫妻感情不和睦。而在身心健康状态良好、夫妻感情（尤其是激情）高昂的情况下，可以让性爱发挥到淋漓尽致的程度，并使药物发挥出最大功效。

当今社会，由于竞争的日趋激烈，工作压力和工作强度较大，这对性生活的和谐是极其不利的，要知道人的精力是有限的，不可能在身心疲惫的情况下仍然还能保持强劲的"性"趣。一些不健康的娱乐方式，例如麻将桌旁的鏖战、过于激烈的竞技活动等，将浩劫男人的精力，并使激情发生转移。酗酒和大量吸烟对男性的性能力也有较大的损害作用。

是否对性能力康复期望过高

每个人的能力及其对性生活的体验和感受不尽相同，就如同我们的五个手指有长短一样，只要能够顺利完成性交过程，夫妻间觉得彼此满意就可以了，而不一定非要与自己的"想当年"进行比较，或与别人一争长短，况且许多自诩性能力强健的男人的茶余饭后胡侃也不足信。盲目听信别人的体验，造成对自己性能力的低估和不自信，正是许多 ED 男人的直接致病原因。

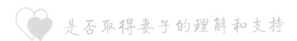

是否取得妻子的理解和支持

有些 ED 患者，由于长时间的性生活不和谐，夫妻间长期忽视或缺乏情感培养与交流，而妻子对性生活质量的作用是至关重要的。据研究表明，性欲的产生更多地取决于社会家庭因素和个人生活文化背景，特别是伴侣双方的感情、性生活时的情绪、性刺激是否适当等，是比助性的药物更有潜能的"性燃料"，男女之间的亲昵温存是最有效的性兴奋剂。

为了增强性感受，必须在性敏感区给予充分的刺激才有效果。每一个男人和女人的性敏感区都不尽相同，不要因为害羞等因素而阻止了你表达自己的性感受。为了加强彼此性感受的沟通，你可以通过语言、手势等方式告诉你的伴侣，让她知道你喜欢她如何或在哪里抚摩刺激你的敏感部位。性爱过程中，你还可以尽自己所能来让妻子兴奋和激动，女人的积极参与和性兴奋，还可以反过来强化男性的性感受。

25. 阳痿早泄求治遭拒后，你会恼怒吗

勃起功能障碍（俗称：阳痿；简称：ED）与早泄带给男人的困扰和打击自是不言而喻。然而，当患者求治性功能，却遭遇医生"严词"拒绝（甚至还含有指责意味）的时候，患者不仅不恼怒，反倒表现出感激之情，就显得不那么合情合理了，整个事情的转折过程值得深思。

来到门诊的患者小东还没有坐稳，就从背包里拿出一袋子喜糖放了桌上，显得异常兴奋。在经历了由无精子症到出现几个精子的曲折治疗过程，然后又采用试管婴儿技术才让妻子怀孕（刚刚经过化验和 B 超检查确定已经怀孕 1 个月了），确实让人高兴，宣泄一下喜悦情绪理所当然。

"李大夫，你说过的，为了避免药物影响生育的努力，只要治好了生育问题，就可以给我用药治疗性功能了。现在，我的妻子怀孕了，该治疗早泄了，而且我的勃起也不是太好，希望同时强化治疗一下子。这几年来一直压得我喘不上气来的问题终于解决了，也该让自己低质量的生活改善一下子了。"小东的这个请求让我犹豫了，最终选择了拒绝，并建议他在妻子平安产子后再作治疗努力。

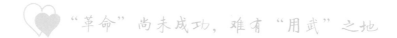

"革命"尚未成功，难有"用武"之地

按照常理而言，患者确实存在问题，需要医生的帮助，而且现代的治疗技术也完全可以有所作为，为什么会不情愿帮助患者的合理诉求呢？尽管妻子刚刚确诊怀孕，男人的任务已经结束了，使用任何药物也不必担心对精子和后代产生不良影响。但是，从另外角度看，孩子还在孕育阶段没有出生，仍然不能算作结束了"生育问题"。

更加不能忽视的是，怀孕早期的性生活容易诱发流产，而怀孕晚期的性生活还可以诱发早产，即使是怀孕中期的频繁强烈性生活也对妊娠不利。在极其艰难困苦情况下的怀孕是何等的不容易，绝对属于熊猫级别的"珍贵儿"，谁敢轻易涉险！万一没有坐住胎，后悔药是没地方买的。

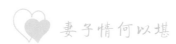

妻子情何以堪

作为性伙伴的另一方，妻子仍然在为生育艰苦努力，怀孕后拖着沉重身体的诸多不便和不适应，已经让妻子应接不暇，此时的丈夫更应该做的是陪在妻子身边，经常嘘寒问暖，才能让妻子感受到丈夫的体贴和恩爱。而此时的丈夫却要提

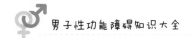

出性生活的要求来满足自己的性欲，这让妻子情何以堪，怎么有理由勉强妻子来应对自己的欲望，尽管这种欲望在平时来说是再正常不过的事情了，但此时却是有欠妥当。

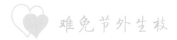

难免节外生枝

妻子怀孕期间，由于难以满足丈夫的性要求，个别男人转而寻求婚外的性刺激，生活中也会时常遭遇类似的事情。而此时丈夫的性功能在医生的治疗下恢复正常，甚至变得更加强劲，姑且不谈诱发妻子流产的问题，谁敢保证男人不出轨！一旦在妻子怀孕期间的丈夫发生了婚外情或不洁性接触，甚至将性病带回家里，波及无辜的妻子与胎儿，医生也难以逃脱伙同犯罪之嫌。

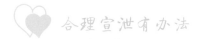

合理宣泄有办法

实际上，怀孕期间也不是绝对禁忌性生活，此时的妻子甚至比以往更加需要爱抚及性的滋润，性生活也绝对不仅仅只是阴茎与阴道的性交。怀孕早期为了避免诱发"珍贵儿"的流产，尽量不要采用直接的性交方式，而彼此的爱抚和手淫成为性活动的主要方式；怀孕中期可以进行性交，但是尽量不要过度压迫妻子腹部，且性交的频度和强度也要加以控制；怀孕后期，则不宜采用常规的男上女下位性交，侧位性交最为安全。

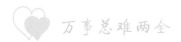

万事总难两全

明白了全部情况后，小东欣然地放弃了求治的要求，并满怀感激地离开了诊室。望着他远去的背影，我也有些疑虑，这样做（选择拒绝患者的求治愿望）是否真的很妥当？绝大多数的男人不会出轨，也都会珍惜妻子和后代，不应该对所有的人都采取怀疑的态度，给他们施治也是应该的，其中只有极个别的人会出问题，是否一定会因此而让医生陷入泥潭和尴尬境地，值得思考。当然了，每天都要面对选择，很难说都考虑的那么全面，总会有顾此失彼的时候，让时间和公众去评判吧。

26. 老年男人不应该没有性生活

近几个月以来，赵先生经常出现心慌、浑身瘫软无力、情绪烦躁、整夜失眠等症状，怀疑自己患了绝症，与老伴一同来到了医院要求诊治。但是在经过系统全面的检查之后，除了检测到血清雄激素有些低下之外，没有发现其他毛病，转来男科诊治。

经过医生的一番开导，张先生坦承，虽然自己已经年近七旬，但一直以来身体健康，性能力不错，性要求也时常会有，每个月总想"要"几回。几年以前，老伴还勉强配合自己的性要求，但逐渐地变得不耐烦起来，并常常会拒绝过性生活，认为孩子们都已经大了，再这样"强烈"地要求性生活太难为情，还半开玩笑地说自己"花甲之年，花心不死"。出于爱护和尊重老伴的考虑，赵先生暂时停止了性生活，希望能够通过培养其他的爱好来"替代"，并努力克制自己的生理需求。但是生理上的强烈躁动让他难以忍受，逐渐地演变成前述的一系列痛苦，对生活中的许多"乐"事也没有了热情，并发现阴茎慢慢地变小了，大有回缩的趋势，精神状态几乎到了崩溃的境地。

经过医生的仔细询问，赵先生逐渐知道了自己的真正原因，而这又是如此地让人难以启齿，赵太太也似有所悟。老夫妻经过一段时间的磨合，开始重新培养"性"趣，并逐渐地可以"旧梦重温"了，那些几乎要了老命的"症状"也减少了。

年龄不断增大和衰老是一件让所有男人都不得不面对的痛苦而又无奈的事情，但是老而不衰是人们普遍期望的，老年男人对性的兴趣、性的要求不但应该有，还应该得到社会的广泛理解和支持。从生理上讲，性生活是一种有益的体育锻炼，对人体健康有诸多益处，老年人保持性爱的主要功用如下：

（1）调动积极快乐情绪：和谐美满的性生活可以让人心情激动、产生清新愉快的感觉。

（2）对自信心的锻炼：性爱的互动让男人始终保持敏锐的思维和头脑，增进自信心。

（3）对心脏功能的锻炼：性交相当于登上 1 ~ 2 层楼的体力支出，适度的性生活可以加强对心脏功能的锻炼和改善，使得老年男人发生心脏疾病的危险性降低。

（4）促进睡眠：性交后由于有较大的体力支出，疲倦之感油然而生，尤其是男人的困倦感觉更加明显，总是首先进入到梦乡，这对于容易出现入睡困难的老年男人尤其难得。

（5）对骨骼肌肉的锻炼：性交是一种全身性的运动，相当于跑步的体力付出，可以让老年男人的肢体不僵硬，活动更灵便。虽然性交未必是世界上最好的健身运动，但肯定是一种最愉快的运动方式。

（6）对皮肤的锻炼：性高潮可以让全身皮肤黏膜燥热不已，皮肤温度的升高和皮肤血液循环的加快是对皮肤内有害物质的最好的清洗和清洁，还可以赶跑皮肤内的一些让人老化的氧化因子等不利因素。性生活过程中的彼此拥抱、触摸和亲吻，也可以刺激和活跃皮肤的代谢功能，让皮肤显得"年轻"和"娇嫩"。

（7）促进激素的分泌：激情到来的时刻，也是男人分泌雄激素活跃的时机之一，可以因此而进一步滋润老年男人逐渐疲倦衰老的身心。

（8）维持性功能：遵循用进废退规则，老年时期长期停止性生活将会造成比年轻时期更为严重的性功能障碍，并且在企图恢复性生活时将面更大困难，老年男人这种"失用性"萎缩所造成的性能力的伤害更为普遍。

此外，性生活对老年夫妻的情感密切和身心健康都有重要作用，还可以使一些常见的老年性疾病的症状减轻或消失，例如神经衰弱、皮肤病、腰酸背痛、消化不良等。所以，对于在性方面仍然"有能力"，以及"有心而无力"但通过一定的帮助能够恢复的老年男子，建议他们根据自己的"能力"大小来完成适度的性生活，这项"运动"对整个身心的锻炼比其他任何形式的运动都要好。

27. 老年男人的性生活，再无"当年勇"

几乎所有文化传统和社会习俗都认为，年龄的增长和全身各个组织脏器功能的减退必然也要反映在性能力上面，老年人阴茎的敏感性下降，夜间自发性勃起减少，达到情欲高潮的能力逐渐下降，勃起功能障碍（ED）发生率则随着年龄的老化而增加，年龄老化所伴发的性欲和性功能减退已是公认的事实。看来，进入老年后，男人的性欲、性交频度与阴茎的勃起硬度均会有一些改变，不能与"想当年"同日而语了。如果您不愿意"自觉"地遵守这个规律，将会受到打击，陈老教授就受到了不小的惩罚。

吴老教授中年丧妻，由于夫妻间感情很好，况且也为了事业，没有顾及婚姻问题。退休后赋闲在家的孤独感，让他难以忍受，因而再次步入婚姻的殿堂，且有幸享受老夫少妻的殊荣。遭遇初婚娇妻的吴教授，大婚前忽然下意识地担心自己的性能力是否能够"胜任"洞房的考验，丧偶多年来已经对这方面的事情淡漠了许多，尽管自己平时也偶尔有夜间勃起，但已经不再像"想当年"那样频繁和坚硬了，在"床上"的表现肯定会"力不从心"，殊荣反倒让他难以消受。为了可以让妻子得到相当程度的满足，也为了验证自己仍然"宝刀不老"，陈教授阅读了一些相关书籍，并专门购买了几片"春药"，以备不时之需。洞房之夜，为了确保"初战"的稳操胜券，还超量服用了"春药"，并在性生活中发挥了"连续作战"的风格，高潮迭起，仿佛又回到了强健的青年时代。然而，好景不长，在洞房的最后一次激情冲刺中，还没有达到高潮，就突然感觉到呼吸困难、浑身无力、心脏隐约疼痛。急诊诊断为心肌缺血、心绞痛，本来很快乐的事情，闹得十分不愉快。经过了一段时间的住院治疗，才慢慢地恢复了健康。此后的吴老教

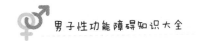
授再也不敢"逞强"了。

健康状况良好的男人，要保持性健康，应该保持有一定频度的性生活，一有强烈的性欲望，就应该付之于行动。与青年人性能力的区别在于，性敏感区的敏感性降低而造成阴茎勃起较缓慢、硬度不十分坚挺；性生活的幅度、频度的不断减小；精液量减少；引起性兴奋所需要的感觉刺激域值也会增高，故不一定要有性高潮，射精力量大大减弱，且不一定要射精；不一定要有配偶（"自慰"亦可）。老年人的性生活频度和时间需要根据自身的身体健康状况和情趣，顺其自然，每月维持 1~2 次性生活，或者至少应该每 2 月维持 1 次性生活是可以达到的。坚持不断，持之以恒是很重要的，否则性能力和"性"趣也会随之逸去。但是，老年人的性能力肯定是不能和年轻人相比的，其性生活应该有所节制，是点缀晚年生活的色彩，而不是生活的主旋律，切莫本末倒置，因为过度的性生活也是一种伤害。

老年夫妻双方生理上发生的一些改变，也增加了性生活的难度，要进行必要的调整来改善这种状况。对于性功能明显减退的老年男性，除了注意生活制度、嗜好和饮食习惯以外，必要时还可以借用现代科学技术的帮助，通过多种方法，例如补充适量的雄激素制剂，并适当配合一些具有"立竿见影"效果的药物，如"伟哥"，或局部应用血管活性药物来恢复您的性生活，或提高性生活质量。无论使用何种药物和方法，都应该征得专业医生的指导，并遵循个体化的治疗原则，尤其要注意防止治疗手段和药物的副作用，千万不要因为对性的勉力强求而不顾身体健康，发生吴教授类似的遭遇。

28. 老年男人，要学会说"不"

对于青壮年男性来说，性生活似乎是家常便饭一样，什么时候（时间）"想要"，"想要"多少次（频度），在哪儿里（地点）"想要"，似乎都不是一个问题。

但是，对于一个老年男性来说，这却是一个至关重要的大问题。老年男人毕竟青春不再，精力和体力都已经大不如前，性生活不仅仅难以成为夫妻生活的关键内容，甚至往往是最微不足道的活动项目，性交频繁发生败北这已经是司空见惯的情况，甚至更加容易对身体造成伤害。

魏先生已经 65 岁了，平时一直比较注意保养身体，虽然患有高血压和神经衰弱，但是始终坚持锻炼身体，并按时用药控制，而且效果还不错，生活也比较规律，还可以偶尔有性生活，尽管不算太完美，老伴也不断地鼓励他坚持每月有 1～2 次的性交。

有一次在与小区老伙伴下棋后发生了激烈的口角，当时就觉得有些心烦、头痛，回到家里也没有太在意，也没有像往常一样来一个午睡，一下午越想越气，晚间越发觉得头痛难忍。原计划晚间是要与老伴过性生活的，虽说几次欲告诉老伴自己没有心情，也实在是头痛难受，但最终还是没有说得出口。勉强上了床，还没有等到性交结束，就出现心慌、心前区疼痛、大汗淋漓、浑身瘫软症状，性生活不得不中途停了下来，休息后仍然没有改善的迹象，不得已到医院接受急诊检查和治疗，诊断为心肌缺血，心肌梗死先兆，经过了半个月的住院治疗，才最终康复。因为一次不利情况下的性生活，险些丢了老命，一想起来都后怕。

尽管健康、和谐的性生活不仅能给老年人带来身心的愉悦，更是老年人身体健康和生活质量的重要标志，但这并不表明所有的老年人都适宜过性生活，也不表明老年人在任何情况下都可以进行性生活。老年男人要学会在不利情况下，学会对伴侣提出的性要求说"不"。

在下列的情况下，老年男人不应该进行性生活：

（1）刚洗完热水澡、长途旅行归来、过度疲劳、高度兴奋及过度悲伤等情况均不宜过性生活；没有进行局部的清洁卫生也不要同房；酗酒后不要同房。

（2）多种疾病急性期、重病期的患者，以及患有性传播疾病的夫妻不宜过性生活。如感冒发热、心肌梗死的发作期、淋病等，不宜过性生活。

（3）高血压患者出现头痛、头昏，低压在 120 毫米汞柱以上时，不宜过性生活。

（4）患有某些疾病后，应该明确身体是否能够"承受"性生活的负担，并应在专科医生指导下进行性生活，如心脏病康复后。

魏先生的情况就是在情绪剧烈波动后引发了血压的显著升高，加之性交带来的体力支出，使得心脏难以承受这样巨大的负担，最终发生心肌缺血和一系列心脏病症状。

值得注意的是，性活动绝对不仅仅单纯指的是性交，老年人的性爱表现形式可以多种多样，老年人可以有多重方式来弥补在不利情况下不能性交的遗憾。老年人的性生活更加偏重感情需要，爱抚和依恋在性生活中的作用更加重要，有些老年人更愿意满足思想上的媾和，这也是点燃激情和维持婚姻的重要方式，是性生活的重要组成部分，而亢奋的激情性接触往往会随着岁月的流逝而逐渐淡漠。所以，选择在必要的时候向配偶说"不"，至关重要。

29. 家庭内就可以克服绝大多数人的早泄

对于早泄患者的诊治问题，医生通常应先认真细致地倾听患者的叙述，在轻松的氛围中，了解掌握患病的情况，包括起病原因和目前情况，然后对症治疗。克服这种现象的方法很多，应视原因不同而各异，而且每个人都应该摸索出最适合自己的方法。

在性咨询实践中，往往视病因、病情和具体情况，采用心理、性生活技巧、药物、去除原发疾病等多种方法综合施治，才会取得最佳效果，绝大多数可以在家里自我恢复。

男人首先要摆正心态、夫妻间要相互体贴、消除紧张心理，使性行为合法化，消除一切焦虑因素，让夫妻双方认识到，性生活是彼此的共同需要。

教给你一些性生活必需的知识、方法与技巧，指导其性行为，使病情较轻的患者在家中就能够得到有效的调整。例如：

（1）动动－停停法。当你觉得出现了射精"意识"时，减慢或停止阴茎在阴道内的抽动幅度和频度，并采用一些分散注意力的语言交流或其他行为，往往可以淡化射精意识，然后再重新开始新一轮的阴茎抽动，并不断重复这个过程，直到夫妻双方均满意后射精。

（2）对于年轻患者，可以通过增加射精次数来延长性生活，即"不止一次射精法"。具体方法为：先采取手淫的方法射精后，再进行性生活。这样第二次射精出现的时间要明显延缓，过性生活就不会很快射精，从而达到延长性生活的目的。增加性生活频度的做法也与"不止一次射精法"有异曲同工的效果。但此类方法不适宜于性功能低下的男人和呈衰退趋势的中老年患者。

（3）使用阴茎套。阴茎套罩住龟头，使其接受到的刺激不很强烈，从而达到延缓射精的目的。如果一个阴茎套不满意，还可以再增加一个。

（4）调整性生活的体位。一般情况下，性生活中的体位多为男上女下，男性处于主动位置，大幅度的动作使男性较易射精，这不仅在于男人较女人的性情急躁，还在于该种负重的体位容易增加脊髓和射精中枢神经肌肉的性兴奋性。若换为女上男下的体位，或者侧位体位，使男性处于放松的被动体位，不仅能充分调动女性的情绪，而且幅度较小的动作有利于延缓男性射精，因为女性的动作往往是比较温柔和缓的。

（5）对于病情稍微严重的患者，在上述方法无效的情况下，可采用镇静剂治疗。于性生活前1小时，服用镇静剂，或阴茎龟头局部应用表面麻醉剂，有效率接近40%，但往往会影响患者的性感受和性生活质量。

（6）提高阴茎耐受刺激的能力。阴茎挤捏法，又称耐受训练或脱敏训练，是通过一种手法，使阴茎在受刺激的情况下不要射精，重新建立较高的射精"域值"，让阴茎逐渐耐受较强的性刺激。即通过（最好由妻子来完成的）各种手法，不断地刺激阴茎，当产生射精感觉时，用双手挤捏冠状沟基部3～5秒钟，20～30秒钟后可以让性冲动和射精紧迫感减弱或消失；或可以用双手向下牵拉睾丸，也可以减少或消除性冲动和射精紧迫感。稍后再重复。每天进行一次，或每周进行2～3次，每次持续20～30分钟，连续训练3～6个月，将有助于克服早泄。此方法在国外比较盛行，但由于传统观念的差异，该方法在我国还未被广大患者接受。

30. 治疗早泄的多次性刺激易诱发 ED

性交时间过短给男人的家庭生活带来了难以想象的烦恼与不和谐，因此克服早泄成了这些男人的头等大事。很多男人为了"补偿"自己控制射精能力的不足，可能在同伴的指点下，或是在阅读了某些科普文章后，经常会选择强行刺激性器官，重复进行性交和排精，即"不止一次排精法"，来试图达到延缓射精、增加性交时间的目的。一些人确实获益，但部分人却因此而加重了身体（主要是性器官和性神经）的负担，频繁出现勃起不满意状态，甚至真的诱发了勃起功能障碍（ED）。所以，控制早泄的任何方法和技巧都有最适应人群，也有不适应者，要根据自己的情况选择应用。

与"精满自溢"相反，"不止一次排精法"让体内的可排之精迅速减少，也使得射精中枢十分疲劳，阴茎勃起硬度越来越差，再次排精会变得一次比一次困难，性交时间因此得以延长，甚至可以达到不能射精的程度。更为重要的是，短时间内的连续多次排精会让性神经和性反应中枢逐渐不敏感，这对于获得和维持阴茎的坚挺勃起十分不利。对于年轻的早泄者来说，"不止一次排精法"所带来的对勃起的不利影响还不至于有大碍，但对于性功能本已不佳的男人和性功能呈衰退趋势的中老年人则十分不利，极易成为 ED 的诱因。

实际上，除了多次刺激性器官排精外，选择家庭内调理早泄的办法还包括：①动动－停停法，减慢或停止阴茎在阴道内的抽动幅度和频度，并采用一些分散注意力的语言交流等方式，往往可以淡化射精意识；②使用阴茎套；③调整性交体位的女上位姿势；④提高阴茎耐受刺激能力的阴茎挤捏法，又称耐受训练或脱敏训练；⑤必要时可以在性生活前服用镇静剂，或阴茎头局部应用表面麻醉剂，或直接接受专业医生的咨询和诊治。男人们可以根据自己的具体情况选择使用，甚至可以选择多种方法的不同组合，每个人都应该摸索出最适合自己的方法。

31. 治疗早泄的排头兵：抗抑郁药

治疗早泄的药物比较局限，主要是针对产生早泄的精神心理方面用药，如治疗抑郁症的抗抑郁药物、解除或缓解焦虑症状的镇静剂（地西泮等）、局部应用的表面麻醉剂（1% 丁卡因、1% 达克罗宁油膏、3% 氨基苯甲酸乙酯冷霜等），以及其他的一些调整自主神经功能等的辅助治疗药物。

抗抑郁药可以提高射精"阈值"，让男人不容易射精，使阴茎在阴道内受到很强的刺激后方能射精。一方面延长了性生活的时间，还能促使女性体会高潮的快感，可谓一举两得，临床实践也证实疗效很好，费用也很低廉，患者服用也方便，是目前治疗早泄效果最满意的方法，有效率几乎达到 80% 以上。常用的抗抑郁药物包括阿米替林、氯丙米嗪、盐酸曲唑酮和盐酸氟西汀。此方法必须到医院接受医生的治疗，患者切不可自行其是，盲目用药物，否则会适得其反。

此外，对于病情严重的患者，在上述方法无效的情况下，应该接受专科医生的咨询和必要的检查，以明确可能存在的器质性病因，并采取相应的治疗措施，如治疗泌尿生殖道的原发性感染（包皮龟头炎、前列腺炎、精囊炎等）；对于包皮过长的，可以考虑包皮环切；海绵体内注射血管活性药物可以延长阴茎勃起时间；阴茎背神经离断术可以明显减少阴茎头的敏感度；对于合并难治性的勃起障碍患者还可以考虑阴茎假体植入。

早泄治疗的效果好坏以及疗效程度与治疗方法直接有关。值得欣慰的是，经过适当的治疗，早泄患者基本上都可以得到不同程度的改善（射精延迟），只不过程度可能有差异而已，这也与患者对早泄改善程度的个人期望值密切相关。到目前为止，早泄是所有性功能障碍治疗中效果最满意的疾病，几乎可以使所有的患者都能够"挺"得更长久一些。

32. 治疗早泄：药物不能独自"挑大梁"

一些早泄患者在接受医生治疗一段时间后，自觉效果很好，但是一停止用药就再次出现早泄，反反复复已经许多次了，患者不知道是否以后总要依靠药物来维持自己的性生活，并因此而怀疑是否治疗所使用的药物有依赖性，而且几乎没有哪一个男人会甘心总让索然无味的性生活伴随自己的一生。

早泄这种问题是笼罩在男人心头上的沉重阴影，许多早泄患者的射精过快或难以控制射精的习惯已经很久了，是长期以来形成的习惯，单纯靠心理咨询、性技巧指导和几个小药片（尽管可能很有效）等治疗，是很难彻底解决所有问题的，也不可能完全扭转多年来形成的早泄习惯，必须要重新建立新的性生活"习惯"。一定要将具体困难向妻子讲明白，并征得妻子的谅解和配合治疗，毕竟妻子是早泄的最大受害者。

治疗丈夫的早泄，妻子是最好的医生，妻子有义务也有权利在性交时督促男人改变以往的习惯性的体位、动作，让男人尽量减少性交中的动作幅度和频度，甚至可以在性生活过程中做短暂的停顿来缓解射精的紧迫感，这样才能从根本上解决问题。

实际上，夫妇双方密切地配合，并采用一些行为疗法来训练男人控制射精的能力，就可以达到延缓射精的目的，做到"收"、"发"自如、随心所欲，圆满地解决早泄问题。而药物并不是必要的，或者仅起到在男人最"困难"时候的扶持作用，且不可将一切责任完全"交付"给药物。

33. "不战而屈人之兵"实为性生活"高手"的最佳境界

对于绝大多数的早泄患者本人来说，早泄并不能让男人的性感受有显著减少，甚至可以没有减少，早泄让男人最"恼火"的问题可能是不能让妻子获得与自己同样性高潮，并因此而经常受到妻子的奚落，甚至是冷遇，这也是让男人是最难以忍受的；而男性通常在让女性得到高潮的同时，心灵会获得极大的满足感和对局势的控制感。

既然知道了早泄的最严重危害，那么寻找解决的办法也就容易了，主要应该根据男女在性反应方面的差异而做出相应的调整。一个"厉害"的男人，完全可以通过各种手段让妻子"满意"，而不一定非要动用最直接、最原始的手段。下面的方法可以借鉴：

（1）女人更看重情爱：夫妻间的性结合毕竟是短暂的，而从中感受到的身心愉快才是深远长久的，而无情难有性。人类是感情动物，女人则更多是为情而生的，情爱可以激活性爱，而性爱又加深了情爱，夫妻生活总是在情爱和性爱之间达到灵与肉的和谐一体。在生活中我们也确实观察到，能够让女人动情的男人，可以激发女人的"性"情，甚至有时偶尔的一个深情凝视，几句温馨的语言，也可以成为有效的性刺激来源，让女人产生高潮样反应。所以，难以通过性交让女人满意的男人，不妨多培养夫妻间的感情，让女人为你而"性"致高昂。

（2）女人更容易感受爱抚：与男人性反应不同的是，女人的性反应并不完全集中在性器官上，而性器官以外的部位仍然可以感受到强烈的性刺激。所以，男人可以通过对妻子的紧紧拥抱、深情激吻、相拥而卧等方法，让妻子感受到男人的深沉而强烈的爱意，容易激发高潮的到来。

（3）加强性交前对妻子生殖器官的刺激：女性的性兴奋来得慢，需要较久的刺激才能慢慢地进入状态。男人们都愿意看到自己的性伴更快进入性高潮，尤其是早泄男人，但缺少浪漫心情与不愿为女人利益牺牲自己的男人们，仍然热衷于阴茎插入阴道的性交模式，这种模式显然不能最好地刺激女人的性敏感中心（阴蒂）。只有当手淫行为介入性交中时，阴蒂才能受到更好的刺激，女人才更易于快速达到性高潮。男人可以首先采用手淫的方法直接刺激妻子的性和生殖器官，包括乳房、大小阴唇、阴蒂等。待到妻子接近达到高潮的时候，再进行直接的性交活动，可望"一举"成功。

（4）女性的性高潮"走"的慢：女人的性高潮消退的比较缓慢，俗话说：完事后，事没完。为纯粹性交而房事的男人，"完事"后喜欢独自酣睡而冷落了妻子，使妻子产生反感抱怨和痛苦的感觉。久而久之容易厌倦性生活，还何谈让女人"满意"呢。所以，在女性高潮后，男人加强对妻子进行抚爱的温存和呵护，可以让女人对男人倍加感激，因此而密切夫妻感情，由情爱而激发性爱，并可以部分地弥补早泄带给女人的不愉快。

34. 早泄可以预防吗

保持良好的性功能状态、预防早泄的发生是许多男人的头等大事，毕竟在"不愉快"产生之前，能够采取有效措施将其避免，是最容易让人接受的。

由于早泄的产生往往是由于精神心理因素造成的，而心病还需心药医，根据早泄产生的众多心理因素采取相应的措施，就可以让男人更加有"耐力"，性生活更和谐美满。例如，正确看待性生活，处理好自己与性伙伴的关系等。

对于少数某些可能诱发早泄疾病或药物，还是应该针对原发性疾病进行治疗，并尽可能回避或减少这类药物的摄入，这才是预防早泄的根本手段。

此外，日常生活中的点点滴滴也应该给予必要的重视，以减少早泄可能滋生的因素，可能起到一定的作用。这些措施主要包括：①尽量避免沉湎于声色之中，减少不良手淫等性刺激，养成良好的生活（饮食和起居）习惯，性生活有规律性；②调整紧张焦虑的情绪，平时注意培养舒畅的情绪，注意劳逸结合，积极参加体育锻炼；③偶尔出现早泄并不值得大惊小怪，任何具有强健性能力的男人都可能偶尔遭遇性的挫折，夫妻都应该坦然面对，相互理解，并积极地进行调整；④了解有关的性常识和男女之间的性生理差异，可以增进彼此的理解和消除误会。

35. 如何加强射精快感

一位刚刚结婚不久的男青年询问："性生活时，总是感觉到自己对射精缺乏控制感，性快感也下降了，所以没多久就射精了。可能有人要说这是早泄，但我却不愿意承认。因为我记得自己小时候手淫时，可以把射精控制得很好，能持续较长的时间，只不过后来手淫多了，射精就快了，也感觉对此失去了控制，另外性快感了减退了好多。本来以为这种情况在结婚后真实性交中会有改观，但现在看来还是一样。我想问在这种情况下应该怎么办呢？有没有一些简单实用的方法可以帮助我解除烦恼呢？"

新婚小夫妻，刚刚获得"合法"性生活的"许可"，难以控制自己的激情，沉湎于性生活的所带来的甘美，这是合情合理的，但随之也会带来一些问题，例如来信中提到的对射精缺乏控制感。新婚后的一段时间内难以控制自己的射精过程，是在情理之中的，多数新婚丈夫会遭遇到这种情形。尽管极个别人可能存在影响射精控制的器质性疾病，但绝大多数是由于性经验不足所致，只要在性生活过程中经过适当时间的摸索，几乎都可以恢复完美和谐的性生活。当然，这段摸索时间是具有明显个体差异的。夫妻双方积极主动参与探索的，可以明显缩短这个过程；而反之却可以明显延长这个过程；极个别夫妻可能始终没有过完美和谐的性生活。

首先让我们来看看到底什么是早泄。目前临床诊断早泄尚无统一标准，常见有以下几种观点：①吴阶平在早期从事性功能障碍研究时认为：男子性生活的正常时间为 2~6 分钟，低于 2 分钟者为异常。据此，临床医生认定：阴茎能够勃起，但未送入阴道或刚送入阴道就射精，时间不超过 1 分钟者，为早泄。②男性在性生活中，不能自主地控制射精。③马斯特斯（Masters）和约翰逊（Johnson）的观点：性生活中，男性在 50% 的机会中不能使女性达到性高潮。④其他的观点还有：对比自身以往性生活的持续时间明显缩短，例如：既往 20~30 分钟的性生活时间，近期减少至 10 分钟甚至更短，自己及性伴侣对此均不满意的情况，也认为是早泄。在诸多的早泄概念中，问题比较严重的只有第一种情况。而临床应诊的患者，往往不是真正意义上的早泄，只是射精过快，妻子不满意，达不到性高潮，他们往往是因心理因素或性生活缺乏技巧及方法不妥而造成的。诊断早泄的一个基本前提是：夫妻必须是经过相当一段时间的共同生活后，持续存在的上述某种现象者才最后可以认定是早泄。来信的青年人不愿意承认自己患有"早泄"，我也认同他的观点，毕竟夫妻同居的时间很短（新婚），因而他的这种情况并不属于早泄范畴。

青春期发育成熟之后，男性有了性冲动和性欲望，多数男性在不知不觉中学会了手淫。目前，国内外的学者一致认为，手淫是性活动的不可分割的部分，与夫妻间的性交具有同样的作用，对于某些特殊人群，例如独身、分居、离异、丧偶以及某些残疾者，手淫还具有重要意义。有规律的手淫可以宣泄人体多余的性能量，是未婚青年的主要性活动，是健康而无害的绝大多数人可以在婚后自然过渡到夫妻间的性生活。

但是，由于多年的手淫"有害"论，使得许多青年人背负沉重的思想包袱，从而产生焦虑的情绪。由于性活动的"隐秘性"而具有避人的特点，患者总希望尽快射精获得快感，久而久之就养成了射精过快的习惯。此外，一些人沉迷于手淫带来的快感，使得部分男性在婚前养成了过度频繁的和快速的手淫习惯。这些均是造成婚后射精过快和性快感减退的重要原因。由于这些原因造成的"早泄"，以及新婚带来的"激情放纵"进一步加重了的"早泄"，完全可以在以后的夫妻生活中克服。来信的年轻人也提到"后来手淫多了，射精就快了，也感觉对此失去了控制，另外性快感减退了好多"。

难以控制射精现象即使在"老夫老妻"之间也是比较常见的。已婚多年的夫妻，由于某些原因而经历短期分居后的重聚时，往往在头一次或头几次性生活中也会出现射精过快现象，难以控制自己的激情，但很快会逐渐恢复。

克服这种现象的方法很多，应视原因不同而各异，而且每个人都应该摸索出最适合自己的方法。在性咨询实践中，往往视病因、病情和具体情况，采用心理、性生活技巧、药物等多种方法综合施治，才会取得最佳效果，绝大多数可以在家里自我恢复。

（1）消除紧张心理。让夫妻双方认识到，性生活是彼此的共同需要。摆正心态，相互体贴，消除一切焦虑因素。

（2）教给你一些性生活必需的知识、方法与技巧，指导其性行为，使你在家中就能够得到有效的调整。例如①动动－停停法。当你觉得出现了射精"意识"时，减慢或停止阴茎在阴道内的抽动幅度和频度，并采用一些分散注意力的语言交流或其他行为，往往可以淡化射精意识，然后再重新开始新一轮的阴茎抽动，并不断重复这个过程，直到夫妻双方均满意后射精。②可以通过增加射精次数来延长性生活，即"不止一次射精法"。具体方法为：先采取手淫的方法射精后，再进行性生活。这样第二次性生活就不会很快射精，从而达到延长性生活的目的。③使用阴茎套。阴茎套罩住龟头，使其接受到的刺激不很强烈，从而达到延缓射精的目的。如果一个阴茎套不满意，还可以再增加一个。④调整性生活的体位。一般情况下，性生活中，多为男上女下，男性处于主动位置，大幅度的动作使男性较易射精。若换为女上男下的体位，使男性处于被动，不仅能充分调动女性的情绪，而且幅度较小的动作有利于延缓男性射精，因为女性的动作往往是比较温柔的。⑤可采用镇静剂治疗。于性生活前1小时，服用镇静剂，或阴茎龟头局部应用表面麻醉剂，有效率接近40%，但往往会影响患者的性感受和性生活质量。⑥阴茎挤捏法，又称耐受训练。是通过一种手法，使阴茎在受刺激的情况下不要射精。即不断地刺激阴茎，当产生射精觉时，用双手挤捏冠状沟基部，让性冲动减弱或消失。或可以用双手向下牵拉睾丸，也可以减少或消除性冲动。稍后再重复。每天进行一次，每次持续 20~30 分钟，连续训练 3~6 个月，将有助于克服早泄。此方法在国外比较盛行，但由于传统观念的差异，该方法在我国还未被广大患者接受。

（3）对于病情严重的患者，在上述方法无效的情况下，应该接受专科医生的咨询和必要的检查，以明确可能存在的器质性病因，并采取相应的治疗措施，例如治疗泌尿生殖道的原发性感染（包皮阴茎头炎、前列腺炎、精囊炎等）；对于包皮过长的，可以考虑包皮环切；抗抑郁药可以提高射精阈值；海绵体内注射血管活性药物可以延长阴茎勃起时间；阴茎背神经离断术可以明显减少阴茎头的敏感度；对于合并难治性的勃起障碍患者可以考虑阴茎假体植入。

当尽欢时需纵情，乃是人之常理。相反，刻意控制自己的激情，往往难以获得自己所希望的结果，有时还会对身心健康造成一定的伤害。只要我们了解性生理和性常识，掌握科学的性生活技巧，自会在以后的夫妻生活旅途中慢慢地体会和掌握性生活的真谛，从中获得最大的身心愉悦。

36. 不射精者，让妻子先怀孕再说

在各种不射精患者的病因分析中可以发现，有一些男人是因为暂时不想要孩子，担心性生活让妻子怀孕而人为地控制自己的射精行为，久而久之就形成了习惯性的不射精（一些人还可以造成逆行射精），在他们计划要孩子的时候却难以如愿。其他的绝大多数的不射精原因是精神心理性的或者是内分泌性的。无论病因是什么，在不射精患者中，许多男人是计划要孩子遭遇到困难，在求医过程中偶然发现的，并因为不射精而不能生育，且希望尽快生育。

是否能够射精毕竟是夫妻间的事情，况且对性感受的影响也容易被忽视，但是不能有孩子却可以让周围的人们十分"关注"，这种关注主要是来自双方父母的频繁督促和监督，使得隐秘的夫妻生活遭遇到被"监控"的尴尬命运。这种精神上的无形压力，可以让男人不射精的病情更加严重，并因此而形成了恶性循环，使生育更加没有了指望。

现代医学从精神心理角度出发认为，可以让不射精患者首先解决生育问题，让他们先有一个孩子，这可以让男人放下沉重的思想包袱，也可以平息外界的各种议论和压力，还可以为自我调整射精能力争取到了宝贵的时间和时机，对于调整不良的心理状态，迅速克服不射精的困境，常有意想不到的效果。在临床实践中，我们也确实频频发现，生育后的不射精男人，不射精的情形确实有不治而愈的。

走进诊室的男子，自称叫小金，面容憔悴而略显羞怯，刚刚坐下后便向医生讲起了病情："我每次房事无论我多么努力，都无法将精液排出到妻子的身体里面，这可能与我在婚前的太过频繁的手淫习惯有关。尽管每次行房也有涨满的感觉，但就是没有高潮，也无法将其宣泄出来，房事后还要避开妻子，偷偷地进行手淫解决掉精液。我们夫妻本来就是晚婚，又已经结婚 5 年多了，到现在一直也没有孩子，彼此的年龄已经都不小了，双方的老人更着急。我知道不生育的原因在于我，是我没有能力把精液射出来。我翻了一些书籍，知道自己是患了不射精的毛病，也到过许多大医院求治，各种检查都反复做过多次了，精液化验完全正常，药物也吃了许多，还采用过一些仪器治疗，但是最终结果都不理想，反倒让我越来越没有信心。您能告诉我这到底是怎么回事吗？我还有救吗？"

望着痛苦不堪的小金，医生告诉他："不射精症是指男人在性生活过程中不能达到高潮而不能将精液排出到体外。造成不射精症的原因有多种，其中有小部分的自慰（手淫）男人，在形成了某种自慰习惯以后，除了自慰方式外都难以射精，毕竟自慰的力度要比女人阴道的收缩力度来得更加强烈，这给他们婚后顺利过渡到夫妻性生活造成了难以想象的障碍，一旦与女人性交时，阴茎反而勃起不坚挺或不能在阴道内得到足够的摩擦刺激，因而难以射精。不射精让男人难以在妻子面前抬起头来，也让生育成了大问题。"

随后，医生问小金："结婚多年一直不能阴道内射精，是否影响了夫妻

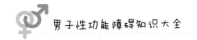

感情？"

"绝对不会"情急之下的小金分辩道："我们俩是青梅竹马，双方的家庭也知根知底，尽管结婚才5年多，但彼此之间早已达到很高程度的默契，甚至常互称对方为'老伴'"。

"那么，如果治疗需要对方配合，她会很合作吗？"小金满有把握地回答："绝对没问题。"医生风趣地说："看来你娶到了一位很贤惠的妻子，下次带她一起来吧"。

没过几天，小金带着妻子再次来到了医生诊室。医生对小金的妻子说："看来你丈夫的问题与婚前过度手淫造成的阴茎敏感度降低有关，只要戒除手淫，逐渐可以恢复阴茎的敏感度，适当配合药物治疗及性生活技巧，可完成阴道内射精，但是这些显然都需要过程和时间。你们夫妻是否着急解决生育问题呢？"

妻子回答："尽管他不射精对我的感受没有太大的影响，但我觉得那是一种病，总要等到疾病治好后才能想到生育问题。我支持他积极治疗，疾病让原本十分幽默开朗的他改变了许多。"

"如果让你先怀孕对男人的不射精治疗有帮助，你会考虑吗？"

妻子关切地说："只要对他好，怎样都可以，况且能让我怀孕也可以平息单位和邻里的风言风语，还能让两家老人安心。我先怀孕真的对他的治疗有好处吗？他不射精，我又怎么能怀孕？"

目前临床上治疗不射精症的主要办法是围绕加强性刺激和增强男人生殖器官的直接性感受，像你丈夫这样遭遇到巨大困难而难以"速成"的不在少数。是否能够射精毕竟是夫妻间的事情，但是不能有孩子却可以让周围的人们十分"关注"，这种关注使得隐秘的夫妻生活遭遇到被"监控"的尴尬命运。这种无形压力，可以加重男人的精神负担和不射精病情，并形成恶性循环，使不射精的治疗更加没有了指望。现代医学从精神心理角度出发认为，可以让不射精者首先解决生育问题，先有一个孩子，这可以让男人放下沉重的思想包袱，也可以平息外界的舆论压力，还可以为自我调整射精能力争取到宝贵的时间，对于调整不良的心理状态，克服不射精的困境，常有意想不到的效果。在临床实践中，我们也频频发现，生育后的不射精男人，不射精的情形确实有许多不治而愈的范例。即使是仍然不射精者，治疗起来也要容易得多。所以，先生孩子，再治疗不射精也是一种合情合理的选择，治疗不射精和不生育并不矛盾，是一个事情的两个侧面。你们可以收集手淫射出的精液，进行家庭内的"人工授精"，即在妻子的排卵期内将获得的精液用一个无菌的一次性注射器（去掉针头）吸入，然后将精液推注到妻子的阴道里面，可以让妻子怀孕。为了增加妻子的怀孕机会，还可以让妻子在接受精液注入后，将臀部抬高，多卧床半个小时，以增加精子进入子宫的机会。

终于弄清楚全部状况的小金这会儿恢复了以往的幽默感，对妻子说："老伴，我们走吧，既然已经明白了，还不抓紧时间赶快回家去怀孕"。

37. 逆行射精是怎么回事？如何诊治

逆行射精（retrograde ejaculation）是指在性生活过程中，患者有性高潮及射精感，但膀胱颈开放，精液全部自后尿道逆流入膀胱而不从尿道口射出。还可存在部分性逆行射精或不完全性逆行射精，表现为部分精液逆流入膀胱，部分精液自尿道口排出，这种情况往往不容易诊断。逆行射精患者常因不生育而就诊。

逆行射精的病因比较复杂，主要是由于神经损伤和膀胱颈部内括约肌功能失调引起，多见于膀胱颈手术、交感神经切除术、脊髓损伤、糖尿病性神经源性膀胱等。先天性因素，例如膀胱颈先天性异常、先天性尿道瓣膜、脊柱裂、膀胱憩室等。后天的损伤、炎症等因素造成的严重的尿道狭窄、膀胱巨大结石可引起逆行射精。服用胍乙啶、利血平、酚苄明等也可导致逆行射精。

根据逆行射精的定义，在临床上诊断逆行射精是比较容易的，但是要注意与部分性逆行射精和不射精的鉴别诊断。部分性逆行射精患者往往表现为精液量明显减少，可以低于正常的精液量，精液的质量可能因为精液的不完全而出现各种异常，例如精子密度低下或正常、精液 pH 值异常、精液凝固与液化异常等，通过性生活后排尿的尿液内发现含有大量的精子而获得诊断。不射精患者往往缺乏性欲高潮，在性生活后没有精液射出，离心尿液也不能发现任何精子存在的证据。

对逆行性射精的治疗主要包括病因治疗和对症治疗两种。

对于逆行射精所致男性不育的治疗，可以按照性功能障碍的一般治疗方法进行病因治疗。一旦患者恢复正常的射精功能，往往迅速恢复自然的生育能力。经常采用的治疗方法包括药物疗法和手术疗法。

药物治疗：对于局部的解剖结构完整的患者，可以采用 α- 肾上腺素能受体兴奋剂类药物治疗。可以选择的药物包括麻黄素、苯丙醇胺和去氧肾上腺素等，可以增加交感神经对膀胱颈的控制力，提高其张力，因而可防止精液逆流。麻黄素的用法是 25mg，1～2 次 / 天，连续应用一段时间（一般持续 2～4 周）；或者使用 25～50mg，性生活前 30min 服用。一定要注意麻黄素的副作用，患者可以表现为心悸、心跳加速、面色苍白等。所以，应该从小剂量开始应用，逐渐增加药物剂量，观察药物的治疗作用和副作用，并最终确定治疗剂量控制在无明显副作用的最小有效剂量。苯丙醇胺 15～30mg，2 次 / 天。去氧肾上腺素 60mg，性生活前 60min 口服。

手术治疗：尿道狭窄可以采用定期的尿道扩张。对于膀胱颈扩大造成的膀胱颈关闭不全的患者，轻症者可以用硝酸银烧灼膀胱颈和后尿道；重症者可以采用膀胱颈内括约肌成形术，缩窄膀胱颈，阻止精液的逆流，但要认真掌握手术范围，尽量避免因手术范围过广造成的排尿困难，或者因为手术范围不足而难以达到纠正逆行射精的目的。

对于反复治疗逆行射精仍然不能恢复正常射精的患者，可以采用对症治疗的方法来恢复患者的生育能力。由于尿液的 pH 值是偏酸性的，尿液几乎可以立即杀死精子，因此可以通过碱化尿液来获得性生活的尿液，收集精液，进行人工授精。具体的方法如下。在收集精液前，口服碳酸氢钠 1～2g，2～4 次 / 天，往往在 1 天内使尿液的 pH 值达到 7.5 左右。收集精液前插入导尿管排空尿液，用 Ringer 葡萄糖液冲洗膀胱后排出，留取少量（约 2ml）于膀胱内。拔除导尿管，嘱患者手淫射精后，采用排尿法或插入导尿管法收集尿液，显微镜下简单地进行精液常规分析，营养性碱化溶液（Eagles 或 TEST）离心洗涤精子，Hams F10 溶液洗涤上游技术收集活动能力良好的精子，进行人工授精。

38. 血管嫁接，抚平车祸带来的不"性"

那次车祸让他痛失"性"福

事业有成、拥有娇妻爱子、正处在人生最美好时光的朱先生却一直也不能真正地快乐起来，在"那方面"的无能让他始终难以在妻子面前挺起胸膛。结婚 5 年来，夫妻彼此感情很好，而且在发现朱先生几乎很难在床上面对自己后，妻子仍然没有一句怨言。妻子越是这样的毫无怨言，越让朱先生羞愧难当，回想起来都是自己争强好胜闯的祸。为了一己虚荣，不惜拿生命做代价，与别人比拼摩托车，最终撞在了前面的大卡车上，酿成了交通惨祸：会阴部骑跨伤并引起骨盆骨折。虽然性命总算捡回来了，但康复后却再难重振"雄"风。

骨盆骨折很快治愈了，但朱先生却自觉性欲望与性功能明显减退，出现阴茎的勃起功能障碍（简称：ED），甚至连早晨的阴茎自我勃起都十分困难，自发性勃起频度也有所减少，有时勉强勃起，但是硬度不够，勉强勃起的阴茎几乎没有能够成功地进入阴道，并很快地在妻子的身边疲软，功败垂成，难以完成性生活。外伤完全康复后几乎 1 年半了，还仍然没有能够随心所欲地真正"碰"过妻

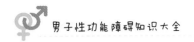

子。心有余悸的朱先生因此不太敢招惹妻子，唯恐自己无法收场则更加难堪。看来，车祸撞掉的不仅是健康，还撞掉了夫妻亲情和一生的幸福！

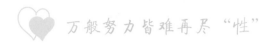

万般努力皆难再尽"性"

谁会甘心年纪轻轻就放弃追求幸福的权利呢？朱先生当然也不例外，并采取了一系列积极措施挽救自己的幸福生活和美满婚姻。

朱先生首先来到保健品商店。琳琅满目的各种保健品让人眼花缭乱、应接不暇。在热心售货员的大力推荐下，不惜血本地购买了上千元的壮阳补品，满心欢喜地开始了循规蹈矩的用药历程。快半年过去了，似乎没有任何效果，信心也磨灭了许多，心里在琢磨着新的招法。

同龄好友的现身说法和热情建议是最让朱先生动心的了。听着昔日老友侃侃而谈床第之事以及他们的"卓越"表现，无论是真是假都让朱先生艳羡不已。因此，遭遇困境者虚心求教，踌躇满志者倾囊相授，许多偏方源源不断地涌向朱先生，并让他满怀信心地再次投入了新一轮的尝试。根据朋友的介绍，选择了多年的老人参、虎鞭、蛇和其他的大补品泡酒，据说这个偏方已经成功地让许多"痿哥"重振雄风。坚持每天饮用这种壮阳酒只感觉有些晕乎乎的味道，却也没能让垂头丧气的阴茎有所振作。

妻子的一句话提醒了朱先生："别瞎琢磨了，也别再折腾了，还是听听专家怎么说吧！"是呀，为什么不寻求一下专业人士的帮助呢！豁然开朗的朱先生来到了家门口的一个专科医院，据说这家医院还很有名气，广告也经常见到，应该没有什么难题可以不能解决吧。

医生认为朱先生没有什么明显的器质性疾病，而是因为外伤后的精神心理因素造成的勃起功能障碍，并给他开了大量的滋阴补肾的中药治疗3个月，效果不明显。在以后的治疗过程中，朱先生先后尝试过阴茎海绵体内直接注射药物、曾经服用过万艾可、负压吸引装置等，尽管这些办法也能让自己勉强维持性生活，但质量都不是很高。

162

血管造影浮出问题症结

完全靠打针、药片和器械维持性爱实在是缺少浪漫情调，不仅妻子觉得难为情，自己也觉得不尽"性"。能否彻底摆脱那些针管、药片和瓶瓶罐罐呢？朱先生陷入了沉思。最终还是觉得应该找权威医生讨论一下自己的问题，并选择了一家有口皆碑的大医院，看看是否还有更满意的治疗手段。自己的目的很简单明确，就是迫切要求恢复自主的性功能，这也是妻子的心愿。

在详细听取朱先生的发病过程和诊治经历后，医生要求他填写国际勃起功能指数 -5（IIEF-5）问卷表，结果问卷总分为 7 分，属于明显异常，表明存在明显的性功能障碍。随后，医生为他进行了生殖系统的体格检查，并开出了一系列实验室检查单。检查结果基本上可以确定器质性病变，并排除内分泌及神经因素引起 ED 的可能。阴茎海绵体内注射血管活性药物（ICI）诱发勃起，联合应用罂粟碱 30mg 加酚妥拉明 1mg 进行阴茎海绵体内注射，于注射后 10 分钟阴茎开始增大，但是硬度不坚，仅 20% ~ 30%，勃起角小于 30 度，连续观察 20 分钟后阴茎硬度没有再增加，并出现疲软萎缩征象，怀疑存在动脉血管问题。多普勒阴茎血流测定有相当程度的减少。药物性阴茎双功能超声（PPDU）检测阴茎动脉的收缩期最大血流速度（PSV）<25cm/ 秒，提示存在严重的动脉灌流不全。选择性髂内动脉造影清晰地显示阴部内动脉管腔存在明显的狭窄。

看来，是车祸和骨盆骨折引起的阴茎动脉管腔狭窄让朱先生遭遇了巨大的不"性"。

 ### 血管嫁接，重拾往日欢乐

在与妻子认真商谈后，朱先生决定接受医生的建议，选择积极的手术治疗。

手术是在全身麻醉下进行的。朱先生仰卧在手术床上，双腿呈蛙腿状固定。常规消毒下腹和会阴部，放置 16F 导尿管。阴囊切口暴露并完全分离左右阴茎背深动脉。医生仔细挑选了朱先生的腹壁下动脉，并进行了充分的分离，然后切断血管，将腹壁下动脉的近心端与阴茎的背深动脉进行了吻合。在术后的6周内，朱先生严格地遵守医生的要求，没有进行性生活或手淫，但是自我感觉经常有明显的冲动在挑动着并不安分的阴茎，这种跃跃欲试的感觉让朱先生感觉格外熟悉和亲切，似乎老朋友又回到了自己的身边。

医生警告的危险时间界限刚过，朱先生那早已按捺不住的激情便被有着同样渴望的妻子所点燃，新的活力重新燃起了对生活的渴望和珍惜。

3个月后再次见到医生进行复诊时，手术局部组织早已愈合了，朱先生的精神状态明显改善，与以往判若两人。他激动而略带腼腆地告诉医生，在此期间与妻子有过多次成功的性生活，每一次性生活时间可持续5~8分钟，而且射精的快感较明显，射精较有力，精液量也不少。

笑容同样出现在医生的脸上，但是医生没有忘记自己的责任所在，嘱咐朱先生进行性生活要有节制性，逐渐恢复正常的性生活频度对身体健康和长久"性"福是有利的。

手术治疗1年后复诊，完全恢复自主的性生活，朱先生及妻子对治疗效果均表示满意。

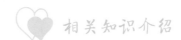

相关知识介绍

勃起功能障碍（Erectile Dysfunction，ED），简称ED，是指阴茎持续不能达到或者维持勃起以满足性生活。20世纪70年代后，由于勃起生理和病理研究的进展，对ED的认识也在深化，人们认识到阴茎的勃起是阴茎动脉扩张血流增加和静脉回流受阻防止血液反流等的完整血流动力学过程，在这一过程中的任何功能障碍或结构缺陷都可能造成和导致ED。就如同自行车的车带能够变硬是一样的道理：能够打进去气体，而又不能够让气体外泄。

对于大多数男性来说，ED与许多疾病、药物、外伤及手术等器质性因素有关，80%左右的ED患者存在不同程度的器质性病因，器质性ED患者中超过半数存在血管问题，尤其是阴茎海绵体局部的血管因素。血管性 ED 又区分为动脉性 ED、静脉性 ED 和混合血管性 ED。朱先生的情况明显是属于动脉性 ED，是由于外伤损伤了阴茎的动脉并引起管腔狭窄，使得阴茎在勃起过程中难以有充足的血液供给，就如同瘪了气的自行车带又没有充气筒一样难以变得坚硬和挺拔。可能导致阴茎海绵体动脉血流减少的疾病还包括：动脉粥样硬化、动脉损伤、动脉狭窄、阴部动脉分流及心脏功能异常等。

对于来诊的 ED 患者，首先应该进行性功能情况的问卷调查，然后详细地询问病史并进行全面的体检和相关的实验室检查，初步判断该患者的 ED 是器质性的还是心理性的。深入的实验室检查、生殖激素水平测定、阴茎夜间阵发性勃起实验（NPT）、心理测试和会阴部神经检查确定器质性病变的存在，并排除内分泌及神经因素引起 ED 的可能，可以作为血管性 ED 患者的初步筛选。在此高度怀疑血管性 ED 的基础上，可行阴茎海绵体内注射血管活性药物（ICI）诱发勃起，以确定是血管性 ED 的诊断，并应该进行有关的血管系统检查，例如血管造影检查来明确动脉性或静脉性原因。

ED 的病因得到明确后，治疗起来就不是什么太困难的事情了。

39. 阴茎异常勃起如何急救

小刚新婚不久，夫妻俩一有闲暇就沐浴在爱河中耳鬓厮磨。某天做爱时，小刚的阴茎在射精后竟持续勃起，小刚认为这是自己血气方刚、精力旺盛的表现，没当回事就睡着了。一觉醒来，却发现阴茎并没有疲软，而且疼痛难忍，赶忙去医院，结果为时已晚，因为小刚的阴茎发生了永久性勃起障碍。原来这是小刚对异常勃起未重视和未及时就医所致。

医学上所称的阴茎异常勃起是指阴茎长时间持续勃起不疲软。此症好发于青壮年，其他年龄也可发病，发病原因较复杂。如阴茎局部炎症、损伤、肿瘤、白血病等能诱发此病，但多数患者并不能找出这些可能的致病诱因。临床上称之为诱发性阴茎异常勃起症。尽管病因复杂，但常见的原因有三类：①阴茎静脉血回流受阻；②阴茎动脉血供应过大，这两种情况都可使阴茎海绵体内血液充盈增加，使阴茎处于持续勃起状态；③控制阴茎勃起的神经系统发生了障碍。

不管什么原因，发生了阴茎异常勃起症，治疗上都比较麻烦，一般性治疗可给局部降温、镇静、使用扩张血管药、雌激素、硬膜外腔阻滞麻醉、阴茎海绵体抽血减压治疗。如果这些方法都不能使阴茎疲软下来，就得采取手术治疗方法来解决。

发现阴茎异常勃起后，应毫不犹豫赶紧去医院找医生治疗，越早治疗效果越好。阴茎异常勃起经过非手术治疗缓解后，在一段时间内应禁止性生活，适当应用雌激素及镇静剂，防止阴茎勃起。阴茎异常勃起是通过手术解除的，手术本身对阴茎是一种损伤，特别是分流术。术后必须卧床1周，并使用雌激素，防止阴茎勃起。术后3个月应停止性生活。或阴茎异常勃起时间过久又没有及时治疗，导致阴茎永久性勃起障碍，达到这种严重程度的时候欲想有性生活，则可采用置入阴茎假体来弥补。

第五章
性功能障碍的预防

1. 打响男人性器官保卫战——男科医生给男人的健康忠告

男人的性器官由内生殖器（生殖腺、生殖管道和附属腺体）和外生殖器（阴茎和阴囊）组成，主要功能是产生精子、分泌性激素并参与完成性行为。生殖腺为睾丸，生殖管道由附睾、输精管、射精管、尿道连接而成，附属性腺包括精囊、前列腺等（图5、图6）。古往今来的男人们都十分在意自己的性能力和生殖能力，而男人的性器官肩负这个重任。

男人就像一辆车，要开，也要修，男人的性器官也一样，男人离不开它们，不仅要频繁使用，还要学会保护它们。但遗憾的是，许多男人并不知道该怎样去做，并招致许多危害男人健康疾病。可见，男人要想健康"性"福，首先要保护好自己的"特区"。

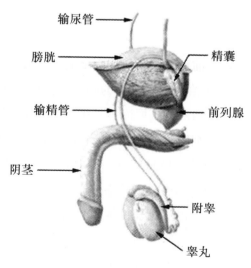

图5 男性生殖系统的概观模式图

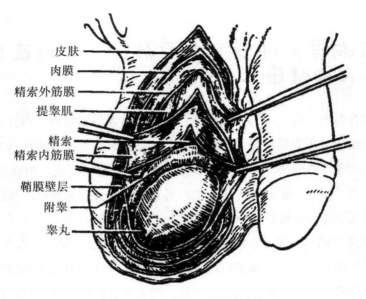

皮肤
肉膜
精索外筋膜
提睾肌
精索
精索内筋膜
鞘膜壁层
附睾
睾丸

图 6   男人的阴茎、阴囊和睾丸

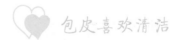
包皮喜欢清洁

　　包皮位于男性生殖器官前位，紧紧包住阴茎前端（俗称龟头，标准称谓是阴茎头）的部位，是上帝恩赐给男人小宝贝的贴身保护性外衣（图 7）。包皮过长与包茎的男人在排尿后，最后的几滴尿液不易排尽，往往积聚在包皮内，加之包皮、阴茎头表面坏死脱落的细胞及分泌的黏液物质，直肠会阴部细菌的侵入与繁殖等因素，在温暖湿润的环境下极易形成一种白膜似的物质（包皮垢）。包皮垢长时间得不到彻底清洗，就会对包皮及阴茎头产生刺激，最终可导致其他疾病，如包皮阴茎头炎、包皮结石、包皮色素脱落后形成的白斑病、诱发阴茎癌、局部长期存在炎症、免疫功能降低，通过不洁性生活还更加容易染上淋病、尖锐湿疣等性传播疾病。此外，包皮垢还可通过性生活给女性带来危害，可引起阴道炎和宫颈炎，长期的刺激还可诱发宫颈癌。

既然"外衣"总是要脏的，经常会藏污纳垢，定期清洗，尤其在性交前后均清洗，保持局部清洁，可保男人和女人都安然无忧。讲究性器官卫生不只是女人的事，男人也应同样重视，尤其是包皮过长者，要经济清除包皮垢。男人用温水洗下身的习惯，也称为洗"小澡"，可以将局部的烦恼一并洗去，是保护"特区"的重要举措。洗"小澡"有学问，先洗包皮、阴茎和阴囊，后洗肛门周围，洗过肛门的水就不能再洗其他部位了；擦干顺序也是如此，并且要单独预备毛巾供"特区"专用，千万不要与洗脚和洗脸的毛巾混用。

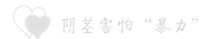

　　阴茎是男人"办事"的专职工具，当男人受到性的刺激时，性兴奋会让海绵体充血，就像气球一样会阴茎变长、变粗、并变硬，以作性交之用，这就是所谓的阴茎"勃起"（图7）。

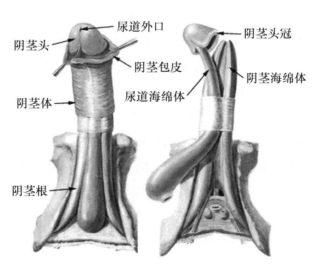

图 7　包皮和阴茎

　　阴茎在充分勃起后，若受到猛烈的撞击时会发生折断，就像骨头折断一样，有人形象地称之为"阴茎骨折"。在门诊接诊患者的某些个案当中，阴茎折断的情况也时有发生，是阴茎的海绵体外面的白膜不堪重负而发生破裂的一种特殊情况，属于男科学的急症之一，需要紧急处理。阴茎折断多发生于性情粗暴急躁的青壮年，常见于粗暴的性交行为，阴茎勃起时撞击硬物，也可由于粗暴的手淫行为，主要是由于粗暴的折压或扭转已经充分勃起的阴茎所引起。在颠簸的车内进行性交者出现阴茎折断的情况也有报道。也可以是来自于女人对男人阴茎的粗暴"虐待"所致，例如女方的过度扭转身体等。因此，"办事"时要适当使用阴茎，切忌暴力。

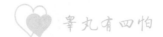

睾丸有四怕

睾丸是男人的最重要特征，决定第二性征的发育，例如胡须、喉结、体毛、阴毛、生殖器官等的发育都离不开睾丸的"工作"。肩负着如此重任的睾丸，为了保持较低的温度，以维持合适的环境来生产精子，男人们将睾丸"悬挂"在体外是必要的。但是，孤悬于外的睾丸很容易受到伤害，男人必须对其加倍小心。

（1）睾丸怕"碰"：睾丸很敏感，对于平时的轻微触摸都会觉得不舒服，就更不要谈强烈的碰撞了。睾丸若受到撞击，会妨碍血液供应，可以引起睾丸发炎，最终还可以导致睾丸组织坏死。

（2）睾丸怕"旋转"：睾丸是依靠精索而悬吊于阴囊内的，精索内有供给睾丸营养的血管，若睾丸在阴囊内发生扭曲和旋转，就像人的脑袋被拧了2～3圈一样，很难有"生还"的机会。所以，千万注意局部不要受到剧烈的撞击，一旦发现有旋转的倾向或行为，应该及时救治。

（3）睾丸怕"热"：男人为睾丸选择的住所（阴囊）具有"空调"作用，可以自动地调节局部的温度，而过热的环境会让睾丸很难过。但是，有许多人为的行为却破坏了这种自然调节作用，例如紧身裤、桑拿浴、热水坐浴等，均应该避免。

（4）睾丸怕"毒"：许多伤害睾丸的危害因素多是男人自己"吃"进去的，例如粗制棉籽油、残留农药、酗酒、重金属、化学合成物等，均对睾丸不利，男人应该"口"下当心，防止"吃"进去的有害物伤害睾丸。

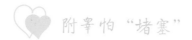

附睾怕"堵塞"

生殖系统中的结核菌和厌氧菌等感染，常波及附睾，并因此而引起局部化脓和纤维化，巨大的瘢痕可以堵塞输精管，使精子无法排出，一些男人因此而绝后。因此，一旦发生附睾炎症，应该立即采取积极措施，避免因延误治疗而造成终身遗憾。

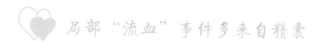

阴囊"出汗"不是病

阴囊是腹壁的延续部，为一皮肤囊袋，分为左右两个囊腔，每一囊内有一个睾丸、附睾及部分精索。阴囊对温度变化极为敏感，其主要生理功能就是保护睾丸和精索，调节睾丸的温度。受冷时，阴囊收缩，内部的睾丸提升；受热时，阴囊松弛并出汗。一些男人因为阴囊潮湿而恐惧是没有必要的。

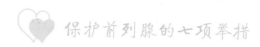

局部"流血"事件多来自精囊

有个别男性在性生活时偶然发现自己射出来的精液竟然是红色的，这在医学上称之为"血精症"，是由于性活动中局部的急剧充血和微细血管的破裂而引起，出血部位主要来自于精囊。造成血精的原因是多方面的，多见于精囊炎，并有明显的诱发因素，例如性交频度突然改变（过频或长期不排精），以及酗酒、劳累、局部受凉后的性交等。因此，为了避免性交发生局部的"流血"事件，男人应该保持规律的性交频度，尽量避免在酗酒、劳累、局部受凉后性交。

保护前列腺的七项举措

前列腺是男人生殖系统最容易出问题的器官，为了防止其发生疾病，应注意

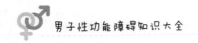

下列举措。

（1）积极治疗全身各处的感染灶：来自口腔里的"坏牙"、"感冒"、扁桃腺炎、咽喉炎、肠炎、尿道炎、感染性痔等的病原体感染都可以波及前列腺，因此积极采取有效的治疗措施，控制全身各处的感染灶，有利于保护前列腺免于获得感染。

（2）性生活要有规律性：把握有节制、有规律的性生活或掌握适度的手淫频度，定期排放前列腺液，可以缓解前列腺的胀满感，促进前列腺液的不断更新，有助于前列腺功能的正常发挥和前列腺功能异常患者的康复。反之，性生活或手淫过频对前列腺十分不利，容易造成前列腺过度充血，本身也是前列腺炎的诱发因素，并可使已经患有前列腺炎的患者治疗效果大打折扣。

（3）避免酗酒和食用大量辛辣食物：酒类、辣椒等食品对前列腺和尿道具有刺激作用，食用后可出现短暂的或伴随排尿过程的尿道不适或灼热症状，并能够引起前列腺的血管扩张、水肿或导致前列腺的抵抗力降低。

（4）不要长时间久坐或骑车：前列腺的险要位置决定了男人在很大程度上是"坐"在前列腺上的，所以经常久坐的男人的前列腺负担较重，而骑自行车、摩托、骑马等骑跨动作以及长时间久坐不动等都可以造成对前列腺的直接压迫而导致前列腺充血，使前列腺液的排泄更加困难。

（5）注意局部保暖：局部保持温暖的环境使前列腺和精管内的腔内压力减少、平滑肌纤维松弛，减少了出口的阻力，使前列腺的引流通畅；保暖还可以减少肌肉组织的收缩，因而可以使组织的含氧量改善，充血水肿状态容易得到恢复。

（6）增强机体的免疫力和抗病能力：免疫功能降低可以形成有利于前列腺内寄居菌群大量生长繁殖与扩散的条件。因此，生活规律，起居有常，坚持适当的体育锻炼，能改善血液循环，有利于局部炎症的吸收，增强机体的内在抵抗力和免疫功能。腹部、大腿、臀部和会阴肌肉的运动还可以使前列腺得到按摩与功能调整，促进前列腺组织的血液循环和淋巴循环。

（7）不要滥用"消炎药"："消炎药"的不规范使用或滥用大量杀灭体内的

正常菌群，造成了泌尿生殖系统菌群构成的复杂化，使一些比较温和的细菌和对"消炎药"不"害怕"的细菌数量增加，并促使外来的细菌定居、生长及繁殖，严重者可引起二重感染、耐药性转移以及多重耐药性菌株形成，并成为前列腺炎病原学诊断和治疗困难的重要原因。

经常"自摸"，可以早期发现"特区"疾病

没有人会比自己更了解自己身体上发生的变化了，尤其是男人的"家伙事"突出于体腔外，特别容易进行自我检查，只要稍微留意一点，例如在洗澡的时候瞧上一眼，或者摸上一把，有时就可能发现某些地方有点"不对劲"，许多时候的这种自我检查或感觉可以比精密仪器检查还要"灵敏"和早期。可以通过观察阴茎的表面是否有不该长出来的东西（疣）、破溃、水疱，翻开包皮再检查一下比较隐秘的冠状沟（阴茎和阴茎头接壤处）是否"干净"，尿道是否干爽（有否分泌物或流脓），阴茎体是否可以摸到硬块，阴囊是否光滑平整，等。男人最好每天进行"隐秘部位"的自我检查，并捎带进行卫生保健，将局部卫生好好"打扫"一番，这不仅有利于自己的健康，也是爱护妻子的具体表现。

2. 为性生活选个最佳时间

性生活是美好的，也是让人想望的，但是性生活也并不是可以随心所欲、随时发生的，受到来自各个方面的限制，把握不当可能让好事变坏事，可以败"性"，甚至让男人一蹶不振，并因此对性产生恐惧感。因此，在什么时候进行性生活比较合适是广泛关注的。下面挑选具有代表性的情节，对在不同环境、不同健康状态下，应该如何把握性生活时机简单介绍。

错班夫妻的性爱时间如何选择

"由于工作的关系，我妻子几乎每个晚上都得到十一点钟才能下班回家，而在那时，我已经沉沉入睡了。因此，我和妻子一般是在早晨过性生活。但是，事后我还得马上动身去单位上班。也许是由于过性生活损耗了精力，当天感觉精神状态不是很好，工作起来也有点无精打采的样子。我担心这样长期下去会影响自己的事业。请问，像我这种情况，应该怎么选择过性生活的时间呢？所选择的最佳性生活时间有什么特点？"

对于身体健康的夫妻，是否进行与何时进行性生活主要决定于双方的情趣和时间方便。既然你的妻子为了工作使你们的性生活时间改在了早晨，你就应该尽快地适应这种调整，并尽量克服心理上的不适应与排斥。性生活虽然要消耗一定的体力，但是和谐美满的性生活却可以焕发出人体更大的潜能，使人们精力昂然，这方面的实例不胜枚举。实际上，早晨过性生活还有许多好处，例如心情比较稳定、精力充沛、体力恢复良好等。你在性生活当天出现的一些不适，应该分析是否与性生活频度过多有关，或者可以尝试将性生活时间改在公休日进行，这样可以性生活后有一个充足的休息过程。

 ## 洗澡与性爱该如何协调安排

"我和妻子一般在晚上洗完澡后一起上床过性生活。但前几天我看报纸上说这样做不科学，请问事实到底是怎样的呢？，其他情况下，如吃饭后过的性生活是否也有不同？"

现代人讲究性卫生，在性生活前洗澡是良好的习惯。但从医学上讲，洗澡后立即进行性生活对身体健康不利，且可以影响到性生活的质量。洗澡后由于热水及搓身等刺激使全身皮肤广泛充血，内脏器官的血流减少，此时立即进行性生活可导致血液循环失调，容易产生头晕、心悸、乏力等不适，阴茎勃起也难以保证充足的血液供应，可出现勃起不坚等现象。洗澡还可以损耗人体的能量，对十分消耗体力的性生活十分不利。为了做到既讲究性卫生又符合生理特点，不妨在洗澡后适当地休息一下，一般经过半小时后再进行性生活比较合适，或以简单的局部清洗来替代洗澡为好。

此外，饮酒、饱食、吸烟等可以使全身血管扩张、血压升高，因而影响到阴茎的勃起反应；过度紧张、焦虑、激动等不良情绪下勉强进行性生活，性生活的质量肯定不高，还容易出现勃起功能障碍、早泄、不射精等各种性功能障碍；运动量过大、过度劳累等导致体力下降，也不可能有和谐完美的性生活。

 ## 高血压患者的性爱时间怎么选择

"我今年五十三岁，患有高血压，请问我在什么时间过性生活最好？其他的病症患者过性生活的最佳时间也有具体的要求吗？"

性生活过程中人体会出现血流加速、心脏负荷增加、血压升高和心动过速等一系列生理反应，而血压短暂升高对于高血压者来说是十分不利的。所以，高血压者在进行性生活时应该格外注意，以尽量避免疾病与性生活的冲突带来的麻烦和意外。高血压者进行性生活除了要积极地控制高血压、减少性生活频度和强度、选择合适的体位、适当应用镇静剂等外，选择合适的时间十分重要，应尽量避免选择血压的高峰阶段（上午 8~10 点，下午 2~4 点）进行性生活，而在血压相对平稳的其他时间内进行。推荐在晨起时进行性生活比较合适，这是因为经过了一夜充足的睡眠，体力和精力明显恢复，情绪稳定，血压也比较平稳。选择公休日的晨起进行性生活，然后进行充分的休息，尤其适合于伴有高血压的老年男性，以及其他慢性疾病患者，例如肝病、结核、肿瘤、糖尿病等。

 ## 过度疲劳者是否能过性生活

"自从提拔以后，我丈夫工作比较辛苦，每天下班后都要喊累。最近晚上过性生活时他常常有早泄、甚至勃起不坚的现象，而此前，他一切都很好。我劝他休息一会再行房事，但他根本不听我的劝说。请问，这种情况是不是由于身体疲劳引起的？是不是因为他晚上太累了？要不要去看医生？这种情况下，应该把性生活的时间选择在什么时候最好呢？"

现代社会的知识更新快、竞争日趋激烈、各种应酬频繁，来自于家庭和社会的各种压力让即使是最成功的男人也常常觉得活的十分辛苦。一些事业上非常成功的男人，希望通过性生活来弥补生活中对妻子的忽视。但是男人在过度疲惫劳累的时候，应该尽量回避性生活，且不可勉为其难，否则后果会不堪设想，也难以实现对妻子的精神补偿。类似于上面反映的情况十分常见，一般不需要就医，但是如果不加重视和正确对待，时日长久甚至可以真的导致各种性功能障碍。所以，性生活时间最好选择在男人精力和体力良好时进行。善解人意的妻子知道该如何让自己的男人休养生息，在他最强盛的时候共同体验性生活的甘美。

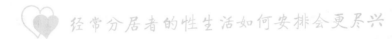

经常分居者的性生活如何安排会更尽兴

"我们夫妻两地分居，只有周末才能聚到一起，他一般是在周五晚上回家。但是，我们在周五的性生活一直不让人满意。按说，分开一个星期，性生活应该更好些才对，但他常常是不到两分钟便射精了，让我们都感到很失望。但到了星期六，情况又会好一些。请问，是不是我们的性生活时间安排得不对？是不是应该把性生活时间安排得晚些？"

久别相遇后初次进行性生活，出现射精过快、性生活时间过短、夫妻双方均没有"尽兴"的现象是十分常见的，也是一种自然的生理现象。俗话说"久别胜新婚"，产生上述现象的原因主要与夫妻团聚后的强烈的激情发泄有关。同时由于久未排精，使男子蓄精待发、性能量过度胀满，因而导致极其容易受到性刺激而"一泄难忍"。所以说，并不是性生活时间安排的不对，只需要进行必要的性技巧调整就可以了。例如在团聚后初次进行性生活时戴安全套、减少阴茎的抽动频度和强度、调整性生活体位、排精后再进行性生活等都有一定的效果。必要时还可以找专科医生进行咨询和药物治疗。

第六章
妻子的作用

1. 被 "ED" 冤枉 3 年的男人

满脸愁容的金先生夫妇坐在我的诊室里，是因为结婚 3 年还没有孩子，仔细询问下来是因为丈夫金先生不能过性生活所致，并曾经被诊断为勃起功能障碍（俗称阳痿，简称 ED）。看到小夫妻的痛苦与无奈，我觉得应该全力以赴帮助他们，而且现代医学技术也有能力提供这种帮助。经过全面询问病史、查体后，开了几项必要的化验和检查项目，患者就离开了诊室。不一会儿，金先生的妻子悄悄地单独返回诊室，向我讲述了另外一个事实。

"新婚燕尔，夫妻进入洞房上床后，我先生的阴茎就非常坚硬了，在插入我的下体时让我特别的痛，难以忍受。看到我的痛苦表情，他不忍心再勉强进行下去了，我们就带着遗憾和无奈结束了本应该十分美好的第一次。以后的几次努力也都以类似的结局草草收场。从此以后，我丈夫变得越来越不行了，一见到上床后性生活的暗示就很紧张，甚至连阴茎都不会硬了，直至彻底放弃了尝试性生活的努力。他自认为是阳痿了，现在已经能够很坦然地接受了这个现实，寻求了几次治疗也都以失败告终。后来有一次，我自己尝试将手指插入阴道，连小手指也插不进去，而且真的很疼，痛苦的差点晕过去。一刹那间我明白了，丈夫的问题出在我这里。好在他已经自认为有病了，我不勉强、不嫌弃他已经让他很感激了，所以他对我特别好，我们这样一晃就过了 3 年相安无事的平静生活。直到家里老人催促尽快生一个孩子，才让我们不得不再次面对这个尴尬问题。"问题的症结原来如此。

很显然，遭遇 ED 的男性不仅仅自己很不幸，其配偶的生活质量也将受到显著不良影响。固然男人的性问题多数还是源自于自身，但是在某些情况下，女人的性观点、性理念及性问题会对男人的性能力产生很大的影响，甚至可能成为 ED 的直接原因，并制约男性成功治疗的关键因素。研究证实，许多 ED 患者的女性伴侣具有某种类型的性功能障碍，其中高潮问题和性欲问题最为常见。Greenstein 等分析调查了 113 例 ED 患者的妻子，结果发现这些女性伴侣中有 55%（62/113）达到女性性功能障碍（female sexual dysfunction，FSD）的国际分类诊断标准。在这 62 例女性 FSD 患者中，40 例（40/62，65%）至少具有两种及以上的 FSD。常见的 FSD 包括性冷淡（35 例，56%）、性唤起障碍（23 例，37%）、高潮障碍（39 例，63%）、性交困难（19 例，31%）和阴道痉挛（3 例，5%）。国内专家的调查结果也证实，ED 的病因中因女性因素而导致的占到 10%以上，这些男人的 ED 是由女人导致的悲剧，前面就诊的金先生夫妇就属于这种的典型例证。所以，目前诊治 ED 提倡夫妻同治，明确女性在 ED 病因中的作用，并积极建议女性参与到男性性功能障碍的康复过程中。

实际上，在男人遭遇到性问题的时候，一定要探索一下女方的情况。金太太经过妇科专家的诊查，发现存在严重的性交疼痛和阴道痉挛，属于女性性功能障碍的一个类型，经过有效矫治而恢复正常。金先生在男科医生的指导下，一举成功地完成性生活，终于在婚后 3 年多才真正成为妻子名副其实的丈夫，体验到了性生活的美好和愉悦，并很快地让妻子怀上了孩子。

2. 当她说"没心情"的时候，应该怎么办

"没心情"可能是夫妻间拒绝对方性要求的最司空见惯理由。当面对妻子的一句简单的托词"没心情"来回避性爱时，男人不要轻视其中所释放的信息，仔细加以分析，妥善处理，可以让危机消弭于无形；反之，则可招致不利影响，甚至严重时可能引发情感危机。夫妻性和谐需要双方的共同努力，而作为男人，其责任和义务更加重大。在对方患病期间、重病初愈、过度疲劳或情绪不佳时不宜过性生活，男人必须克制性欲，以求性爱生活健康长久。以下是女人经常用来拒

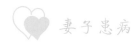

绝性生活的 4 种可能情况，丈夫们要小心应对。

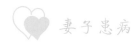

妻子患病

赵先生正处在壮年阶段，身体健康，性能力很强健，性要求也很频繁。然而他的妻子因患子宫肌瘤刚刚做了手术，需要很长时间才能恢复。出于爱护妻子的角度考虑，赵先生暂时停止了性生活，精心地照顾生病的妻子。经过一周调理，妻子的病情已经基本稳定，但是医生说还需要相当长的时间才能恢复夫妻生活，妻子也坚决拒绝丈夫的性要求。周先生平时一贯生活作风严谨，从来也没有找过妻子以外的任何女人，连这种想法也没有过，但是生理上的强烈需求，让他难以忍受，同时还担心长久没有性生活，往后的生活中可能再也无法维持良好的性能力了。

赵先生的苦恼是可以理解的，也是有办法解决的。理论上，男人长时间不排精也并不会造成健康上的伤害，但人体的许多功能是具有"用进废退"特点的，许多临床报告指出，长期没有任何性活动后，确实会引起性欲望和性能力的减退，而且要想迅速恢复也可能存在一定的困难。

对于这个具体问题，可以有许多办法来解决。首先可以选择不经由直接性交而射精的方法，这些方法包括梦遗及自慰。梦遗是不由人自主控制的，往往给人的睡眠和休息造成不良的影响，并可以带来卫生方面的问题。手淫方法则是可以由人自己来控制的，可以在性用品商店购买"自慰器"配合自己的手淫。此外，虽然妻子患病而不能进行直接的性交，但是也可以让妻子为你手淫，或者经由彼此相互拥抱，在自慰时保持亲密的身体接触而达到共同的满足。那些平日在性方面彼此沟通良好的伴侣，此时即可找出使双方均能接受且愉快的肌肤接触与情感表达的途径，而健康的一方也可借此达到高潮。

在满足自己的性需求的时候，男人千万不要忘记女人也有强烈的需求。实际上，即使是在患病中的妻子，也和男人一样地迫切渴望拥有肌肤之亲。

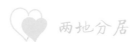

妻子过度疲劳

一位中年妻子向医生抱怨她的丈夫："我的工作比较辛苦，每天下班后都感觉累，尤其是最近更加觉得辛苦，可是还要应付丈夫晚上的性生活要求。一旦拒绝丈夫，又恐怕伤了他的自尊心。我劝他改天再说，自己没有心情，但他根本不听我的劝告。这种房事让我没有任何快感，简直是一种折磨。"类似的问题很多，都集中地反映了女人的性能力也需要保养和调整，必要时还可能需要适当地"回避"一段时间。例如将每次性交的最适当时间安排在夜晚入睡以前，以便让下班后疲惫不堪的妻子先小睡片刻，恢复体力后再行性交。

现代社会的知识更新快、竞争日趋激烈、各种应酬频繁，来自于家庭和社会的各种压力使夫妻常常觉得活的十分辛苦，尤其是那些事业上非常成功的人士。但是人体过度疲惫劳累的时候，性反应能力显著下降，此时应该尽量回避性生活，且不可勉为其难，否则后果会不堪设想，也难以实现对彼此的精神补偿。类似于上面反映的情况十分常见，一般不需要就医，但是如果不加重视和正确对待，时日长久甚至可以真的导致各种性功能障碍，例如女性的性冷淡、性交痛、润滑障碍等。所以，性生活时间最好选择在双方精力和体力都良好时进行，以免影响性交质量。体贴入微的丈夫知道该如何让自己的女人休养生息，在彼此精力和情绪都最强盛的时候共同体验性生活的甘美。

两地分居

为了工作和事业以及其他的许多原因，一些夫妻选择分居生活也是没有办法的事情，但是有"分"就必然有"合"的时候。如何在久别之后安排自己的性生活，成了这些夫妻的重要问题，甚至让他们很无奈和很尴尬。一位妻子在咨询信中写道："我们夫妻两地分居，只有周末才能聚到一起，我一般是在周五晚上回家。但是，我们在周五的性生活一直不让人满意，慢慢地我就没有了想法，并常常用没心情来搪塞他。按说，分开一个星期，性生活应该更好些才对，但我刚刚回家的激情早就被劳累占据了，很难唤起我的情趣，而他却常常不到一分钟便草草了事，让我们都感到很失望。"

久别相遇后初次进行性生活，男人出现射精过快、性生活时间过短、妻子难以达到高潮，夫妻双方均没有"尽兴"的现象是十分常见的，也是一种自然的生理现象。俗话说"久别胜新婚"，产生上述现象的原因主要与夫妻团聚后强烈的激情发泄及妻子身体疲惫不易达到高潮有关。所以说，并不是性生活时间安排的不对，只需要进行必要的性技巧调整就可以了。例如在团聚后初次进行性生活时戴安全套、减少阴茎的抽动频度和强度、调整性生活体位、排精后再进行性生活等都有一定的延长性交时间的效果。此外，如果次日再次进行性交时，由于女方体力和精力的恢复，往往情况会好很多。

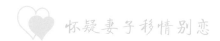

怀疑妻子移情别恋

一些已婚多年的丈夫，可能会发现自己的妻子在潜移默化地发生着变化，原来风流倜傥的男人慢慢地变得发白背驼，和谐的性生活似乎也变了味道，此时妻子的眼光经常瞄向帅哥，也在所难免。一个中年男人在咨询信中谈到自己的妻子时，说道："她也不年轻了，但让我担心的是她与别的男人有染。我实在是不放心她们那帮闺中密友，聚到一起就没完没了地谈某某大款的情妇、某某高官的二奶，万一她在外面被别人勾引怎么办？近来，妻子偶尔会在我要求的时候说不，我真的很担心，而且越来越心焦。每次妻子晚归，我都要旁敲侧击地盘查一番，为的无非是防患于未然。妻子觉得我对他不信任，是在提防她，并说我剥夺了她的正常生活空间和权利。到现在，我们的感情也比以前淡薄了许多，我都不知道该如何对待自己的妻子了"。

许多疑心的丈夫可能白浪费心思了，妻子可能并没有婚外情。但是防患于未然还是必要的，这种防范措施更多是在于对自身修养和协调夫妻关系，包括夫妻间的性关系协调。实际上，作为男人，希望妻子对自己感情专一，希望夫妻和谐幸福、白头偕老的心情是可以理解的。但依靠猜疑、防范和控制的方法，以为这样就万无一失了，而结局往往事与愿违。理想的做法应该是琢磨一下如何拴住女人的心。只要你采取理解、尊重、信任的态度来了解和把握妻子的心思，从生活中的点滴来关心妻子，同时不断地提高自己的品位，增加自己吸引妻子的亮点，就一定能赢得妻子的尊重和好感，从打赢夫妻间的心理战必然过渡到打赢生理战，赢得妻子的整个身心。

对于真有婚外情的女人来说，真正道德败坏的毕竟是极其少数的，这些婚外情者们绝大多数可能是厌倦了平淡的生活。年复一年的日常琐事、每天面对着同一张面孔、旅行职责一样的性生活、固定不变的性交体位、姿势和环境，的确容易让女人产生厌倦情绪；而婚外情往往会让女人有耳目一新的清新感觉，因而鼓起了个别女人的冒险猎艳心理。聪明的丈夫应该及时找到问题的症结，发现夫妻间存在的潜在危机，多从自身找差距，采取切实有效的相应对策，必然能够挽回危局。

有调查结果显示，有41%的离婚案件涉及婚外情，而婚外情产生的一个重要因素就是婚姻内的情爱和性爱的不和谐。婚外情给家庭和社会带来的巨大伤害是难以估计的，而婚内夫妻良好感情的培养可以在很大程度上让婚外情没有了滋生的土壤。毕竟，没有缝隙的鸡蛋是不会生蛆的。

3. 像宠孩子一样"宠"你的老公

今天的男人生活的格外不容易，社会和女性对于男人作为强势群体的过高的期望、生活和工作的压力，可以让最优秀的男人也活得很辛苦。实际上，男性也脆弱，男人在很多方面比女人更脆弱。例如男性的先天耐受疾病的能力就不如女性；男性受精卵比女性受精卵更容易受到意外的伤害；男性胚胎的流产率比女性更高；新生男婴的死亡率比女婴高；男婴的残疾发生率也高于女婴；男性不如女性耐受寒冷、饥饿、疲劳和精神压力；男性意外死亡的危险性也明显高于女性；男性的寿命普遍不及女性，有研究显示男性的寿命平均比女性短 5 年。

男性一旦出现生理、心理问题，除了求助于专科医生，进行必要的检查和心理调整外，亲密的爱人是他最亲近的伴侣。作为亲密爱人的妻子，及时体察丈夫心境的细微变化，对丈夫多给予些体贴、关爱与谅解，可以明显缓解丈夫的紧张情绪，帮助他顺利地渡过难关，且可以让丈夫更加珍爱自己的妻子。而妻子的冷言冷语的伤害刺激作用远不如软语温言的鼓励对丈夫更加有效。

在某种意义上，妻子扮演着比医生更加重要的角色。妻子是丈夫饮食起居的直接参与者和见证者，是丈夫心情好坏的"晴雨表"。对于家有不能生育的丈夫，及时地劝解和疏导可以帮助丈夫度过心理难关，重建自信心，可以客观地评价自我，因此可以避免不良的精神心理因素而导致的不生育，还可防止一些过激行为或异常心态的发生。

男人的一半是女人，男女休戚相关，如果男人不幸福，那么女人的幸福与美满也就成了无源之水。女人是水，男人是山，水依山环绕，水也青山绿水；女人依靠男人，女人也滋养男人。

后　记

每天晚上下班回家经过医院的挂号大厅时，望着那人头攒动的长长队伍，任何人都不应该也不可能无动于衷，居然有那么多的患者在等待求治，而且为了挂号就要熬一个通宵排队，实在是太辛苦了。而实际情况可能比我见到的还要严重。经常听到患者说：为了挂号排队时间超过 24 小时。还有患者甚至连续几天排队也难以挂到自己所需要的专家号。挂号室拥挤的人群不免让人感慨万千，"一号"难求，患者看病太难了！

这种感慨在接诊患者时同样深有体会。每个单元门诊（半天）时间内，我大概要看平均 40～70 个患者，每个患者的就诊时间十分有限。一旦因为出差开会、学术交流、研究生答辩等原因偶尔停诊，再次出诊时就要面对更大的门诊量（最大的单元门诊量达到 84 人，整整鏖战 8 个小时），并被累得筋疲力尽。我的门诊几乎没有按时下过班，中午饭时间经常被诊治患者所取代，甚至有时的出诊时间从上午 8 点一直要延续到下午近 4 点，连下午的正常工作都要受到影响。而那些没有能够挂上号的患者，尽管会苦苦哀求医生加号，但是常常会无功而返，这也实在是没有办法的事情，再好心的医生望着黑压压的候诊患者也不得不"狠下心来"，拒绝那些没有能够挂号患者的加号请求，这也是为了充分保证已经挂号患者的就诊质量，谁敢保证医生在极度疲劳状态下的每一个判断都是准确无误的呢！一旦有任何的失误和差错，带给患者的伤害都是显而易见的，有时甚至是难以挽回的，而如今的医疗机制是不允许医生出任何错误的，哪怕是无意的过错。

挂号难是显而易见的，但挂号只是看病的起点，而一旦进入看病流程，长时间的候诊，各种检查的排队交费、预约、等待，再次挂号看医生等序列过程，将是对患者精力和体力的更加巨大考验。看来患者看病确实不容易！

然而，在我接诊的大量男科门诊患者过程中发现，有相当部分患者其实并不一定需要到协和医院就医，只要到基层医院就完全可以解决问题，甚至根本不必看医生。例如，经常遇到青少年因为手淫和遗精的问题来看病（成年男性绝大多数人都有过手淫，对手淫的无端恐惧和担忧本不必要，而遗精也是男性生长发育成熟的标志和周期性必来的"习性"）；一些男性总是无端地为自我感觉阴茎短小而忧心忡忡（阴茎大小就如同身高一样存在个体差异，不见得大的就一定好，主要还是看功能，而青少年更愿意攀比并滋生出许多不必要的困扰）；包皮也让男人生出无穷的烦恼（许多男人的包皮都可能要长一些，并不一定带来什么麻烦，更没有必要一定切掉它才能安心）；新婚夫妻因为射精过快而积极求治（射精过快特别容易在没有性经验的夫妻间发生，而新婚是典型的缺少性经验阶段，慢慢自我调整就基本上可以摆脱射精过快的尴尬）；性兴奋时尿道口流出一点透明液体可以让某些男子坐立不安（性兴奋引起的阴茎勃起可以压迫海绵体，并使阴茎内的腺体释放出一些透明的液体，此即非前列腺液，亦非感染的征兆）；阴茎冠状沟处环行分布生长的小点点更让他们心惊肉跳（阴茎冠状沟沿途因为皮肤凸出而受到摩擦，因此可以出现局部皮肤增殖性反应，产生阴茎珍珠疹样的丘疹是生理自然现象）；因偶尔出现的轻微排尿问题会担心患前列腺炎（日常生活中的许多不良习惯可以引起短暂的排尿异常，如酗酒、饮食辛辣、久坐等）；结婚不到 1 年没有孩子就急切地选择接受不育症的强化治疗（甚至不惜选择昂贵的辅助生殖技术）（即使是生殖功能完全健康的夫妻，也不容易在婚后短时间内怀孕，多数需要等待一段时间，至少应该等待 1 年以上再说）等。类似的情况不胜枚举。

此外，有相当部分男科疾病患者的疑虑心理比较严重，在已经得到良好的诊治方案后，他们对医生给出的诊断和治疗方案并不放心，结果是为了更换医生而不断地挂号看病，希望得到其他医生对自己病情的看法和解释。当从另外一个医生那里获得肯定的确认后，他们会如释重负，但转眼间听说有更加权威的医生，便马上再次去排队挂号。曾经有一个患者在同一天内，把某医院内同时出诊的 5

个男科医生都看了一遍。一旦不同医生给出的诊断和治疗方法略有出入，或截然不同时，患者将陷入了巨大的灾难之中，无端的猜忌会如同瘟疫一样蔓延开来，并可能对任何医生都再难产生信任，甚至采取极端措施，不惜在诊治疾病过程中时刻刻意搜索资料，以免担心被坑骗后拿不到足够的证据。往往是疾病没有能够获得合理的治疗，又染上了心病。类似的情况在其他科室疾病患者中也大量存在。其中我的一个朋友因已经诊断明确的肺部肿瘤，就几乎把北京各个大医院的相关专家都看遍了。

由此让我想到：小病大看，都涌到大医院求医，"全国患者奔协和"现象，以及反复看同一专业的不同专家求证，使得本来就十分紧缺的医疗资源进一步浪费，这难道不是造成看病难的原因之一吗！也因此而增加了患者的医疗支出！如果患者都能够冷静和理性一些，在遇到问题时就近咨询一下专业人员，接受当地医生的诊治，或者在他们的专业指导下决定是否应该看上级医生，并推荐相关医生，这样就可以直接找到最恰当的医生，少走弯路，少费周折。平时多读一些科普文章也有助于扫盲，可以合理认识发生在自己身体上的某些现象，首先自我判断哪些属于生理现象，哪些应该看医生，并更加容易接受医生的意见和积极配合治疗，免得遇到问题时惊慌失措，拿不定主意。因此，完全没有必要为了一点点小毛病就直接奔大医院而去，也没有必要因此而浪费巨大的精力和体力，更不会凭空产生这样多的烦恼，治疗疾病的费用将会大大降低，同时还缓解了大医院的压力和负担，可以让许多医生腾出更多的时间来接待那些真正需要帮助的患者，或深入进行疾病研究。这难道不是解决看病难和看病贵的一个重要途径吗！

当再次面对黑压压的排队挂号人群时，我的脑海里一直回想的问题是：这其中应该有许多人本不必来凑这个热闹！

2. 男科医生治的是一个人，救的是一个家，人文关怀不可或缺

随着科技的进步，老百姓生活水平的提高，大家追求健康的意愿和方式增加了，对医生的要求也更多了，但很多医生还继续扮演"权威家长"的角色，冷冰

冰地告诉患者你应该怎么样。在行医过程中，一些医生很容易把"医学"简单地等同于"生物医学"，而忽略了人文、心理、社会、环境等（姑且称其为"完整医学"）的作用和意义，并容易为患者决策。这就偏离了医学的本源：帮助患者摆脱疾病和痛苦。而实际上患者认为，医生建议的所谓"最佳方案"常常是从医生的角度出发，"你认为好的，我不一定选"。所以我认为，医疗决策绝不是医生一个人的事，最适合个体患者的才是最好的。

比如无精子症患者，尤其是非梗阻性无精子症，很难治，以前根本没有办法，现在有了试管婴儿，好像只要有一个精子就能解决生育问题。很多医生就很努力，也鼓励患者"有 1% 的希望就要做 100% 的努力"。可问题是，付出很大的代价以后，有的人能生孩子，当然很高兴，大部分人到最后还是不能生，打击太大，如果连患者自己都说"我不想遭那个罪，不想花那个钱，不想去努力了，孩子对我来说没有那么重要，我放弃了行不行？"医生你再坚持还有什么意义呢？

早年我们做医生的时候，就想这个病怎么治，不考虑花费的问题，也不考虑患者的感受；现在不是了，要考虑每一种治疗方案和结局可能对他带来什么伤害，能不能解决问题，不能解决问题你怎么办，还要不要冒险？这是医学的进步。况且，患者对医学也缺乏了解，不知道医学的能力是有限的，无论打针、吃药还是手术，都可能有副作用，而且也不一定都能满足患者的治愈疾病的渴求。而且在很多情况下，患者的期望值往往超过了医学所能承担的。

抽空看了几集电视剧《青年医生》，里头有一个患者说得很好，他说他更在意医生一个眼神，一个举止，他能感受到你是不是真的关心他。相比于其他学科，综合考虑各方面因素，与患者充分沟通、共同决策，对男科来说可能更为重要，男科疾病的诊治过程应该是完整医学的最理想的体现，毕竟男科的疾病往往不是一个人的健康问题，还涉及男人的自尊与自信、夫妻的感情、家庭的幸福等。

比如不育症，你没有孩子，会被人骂"断子绝孙"，你如果有勃起功能障碍，会被人骂"阳痿"。前列腺炎大家都知道，久治不愈，现在广告满天飞，患者花钱又遭罪，50% 以上的患者都会导致不同程度的心理问题，3%~5% 的患者甚至有自杀倾向，所以男科疾病给男人带来的影响，除了生理上的痛苦，也严重影响他们作为一个完整的社会人的功能和形象。分诊台的护士经常跟我抱怨，你们男科患者就是麻烦，不自信，一个问题问半天，说也说不明白，反反复复折腾。

我有一个患者，做了四次试管婴儿都失败了，来到协和医院，想做最后的努力。这个患者40多岁，他的妻子也快40了，俩人好多年来就只干两件事，挣钱，做试管婴儿，失败，再挣钱，再做试管婴儿……他找到我的时候很痛苦，他说，李大夫我最后再努力一次，我信任协和医院一次，也信任你们一次。我心里明白，前面4次都失败了，这一次成功的希望也不会太大，很担心万一真的又失败了，患者会不会精神崩溃，甚至把愤怒和怨恨撒在我们医务人员身上？我就在情感上有点排斥他，最好是让他转到别的医院去做，即使不能成功也别把怨气出在我们身上。在他填完了必要的表格和文件以后，我就跟他说，"这次做试管婴儿也不一定成，你看你妻子因为你这么多年受了这么大罪，付出这么多辛苦，不管有没有孩子，你都亏欠你的妻子，你要对她好。"其实我当时说这句话是有私心的，是为了减少后续麻烦。这个患者走到门口忽然又折回来，眼含热泪，这让我觉得莫名其妙，还以为自己哪句话说错了。结果患者坐在我面前说，"李大夫，这么多年下来，我从来没考虑过我妻子的感受，我只知道挣钱要孩子，失败了继续挣钱要孩子，刚才听您这么一说，我突然间意识到妻子对我付出太多了，有没有孩子又怎么样？我要对她好，她一辈子对我这么实心实意，不管这次成不成，我们都好好过日子。"说完了又对我千恩万谢。

那一刻我觉得很惭愧，这个患者教育了我，我本想跟他保持距离，治疗不成功也别讹上我。因为患者做试管婴儿失败次数越多，心里就越脆弱。我记得好像南方的某个生殖中心有报道说，一个患者做了七次试管婴儿失败后疯了，拿刀砍大夫，行为很残忍。患者的这种举动很疯狂，甚至野蛮，但是患者的这种心情真的可以理解。

所以我经常说，医学本身应该成为患者一个坚强的支柱、靠山，一旦这个靠山不可靠了，或者医生已经没有更多的办法帮助患者了，医学的人文关怀就显得极其重要，你给患者一种关怀，一个突破口，让他有一个出路，而不是完全公事公办的态度，失败了也跟医生没关系。一旦把这个关系转变了，我们就变成了一个战壕里的战友，共同面对一件几乎不可能成功的事情，但是我们还是与患者站在一起，在努力做最后的拼搏，那时候的任何结果就都不再很重要了，不管成功与失败，患者都知道我们是一条战线上的，而不是对立的关系，不会一旦失败就打官司，甚至摊上医闹。

还有一个女患者，习惯性流产三次，她就怀疑是她丈夫的弱精子导致的流产。找我看病过程中，她突然说，"李大夫我这个月月经又推迟了，很可能又怀孕了。"我就建议说咱先不要看了，马上去保胎。可是患者说她挂不上妇科的号，我就动用我个人的关系找了一个妇科大夫给她加了号，最后这个患者还是流产了，夫妻俩后来一起找到我的时候很难过，很苦，但是对我非常感谢，她说"李大夫，因为我知道你在意我"。

后来有人问我，那个患者跟你认识吗？我说不认识。不认识你为什么动用个人关系去给人家加妇科号？我说我不认识她，但是我知道三次流产对女人的打击有多大，这次又怀孕，保胎是有一定机会的，但是也是有时间性的，如果我不给她想办法加号，她可能找不到专家就去小医院看，也可能坐火车回到老家去，折腾半天，保胎的最佳时机也就错过了。所以不管针对她的治疗成与不成，我都要帮她，就好像你眼看着一个人在悬崖边马上就要掉下去了，你轻轻一伸手，有可能就救回一条命，那时刻的你一定要伸出援手。救人于危难这不仅仅是医生应该为患者做的，也是做人的基本原则问题。